Mechthild Deyringer

Fit für die Geburt

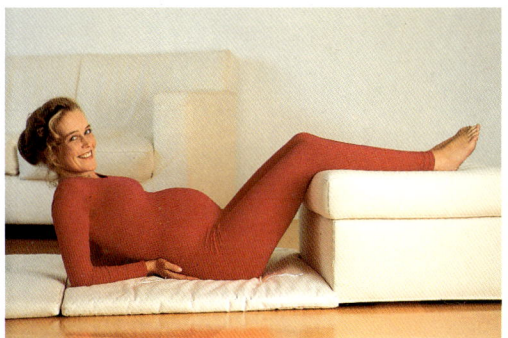

Gymnastik – Atmung – Entspannung

● Körperlich und seelisch auf die Geburt
  vorbereiten

● Partner-Übungen

● Rückbildungsübungen

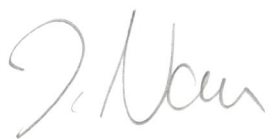

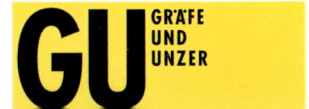

GU GRÄFE
UND
UNZER

Inhalt

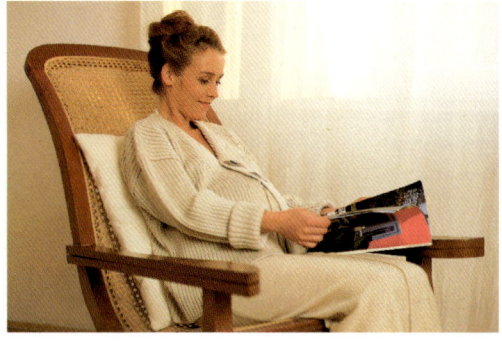

PRAXIS

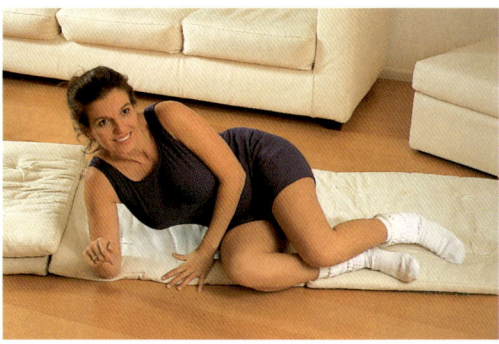

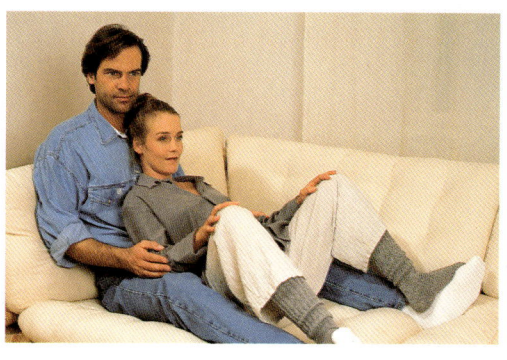

Wichtiger Hinweis

Dieser Ratgeber wendet sich an gesunde Schwangere. Er vermittelt einfache, leicht nachvollziehbare Übungen für den Alltag in der Schwangerschaft, zur Vorbereitung auf eine natürliche Geburt und für die Zeit des Wochenbetts.
Die in diesem Ratgeber dargestellten Übungen sind nur dann geeignet, wenn der Arzt bestätigt hat, daß die Schwangerschaft normal verläuft und keine sonstigen gesundheitlichen Bedenken bestehen. Jede Leserin ist aufgefordert, in eigener Verantwortung zu entscheiden, ob und inwieweit sie die angebotenen Übungen für sich nutzen kann. Wer sich dessen nicht sicher ist, muß seinen Arzt um Rat fragen.
Bitte beachten Sie sorgfältig die Hinweise auf den Seiten 21 und 42, ebenso die Übungsanleitungen sowie mögliche Einschränkungen, auf die bei den Übungen jeweils gesondert hingewiesen ist.
Im Zweifelsfall sprechen Sie bitte mit Ihrem Arzt.

Ein Wort zuvor

Liebe Leserin,
Schwangerschaft, Geburt und Wochenbett sind ebenso »normale«
wie außergewöhnliche Ereignisse im Leben einer Frau; kaum
eine andere Lebensphase bringt so tiefgreifende Veränderungen
für Körper und Seele mit sich.
Von Anfang an steht Ihnen ein engmaschiges Netz medizinischer
Vorsorge zur Verfügung. Das sollte Sie nicht vergessen lassen, wieviele Möglichkeiten Sie haben, über die medizinische Betreuung **Sie können**
hinaus gerade in dieser Zeit eigenverantwortlich für sich zu sorgen. **selbst**
Mit diesem Ratgeber möchte ich Sie anregen, schon von der frühen **viel tun**
Schwangerschaft an mit Hilfe von Bewegung, Atem- und Körperwahrnehmung Ihr Wohlbefinden zu erhalten oder zu verbessern
und den ersten Kontakt mit dem Baby aufzunehmen. Manche
Übungen werden Ihnen vielleicht bald so vertraut sein, daß Sie
auch nach der Geburt gerne darauf zurückgreifen werden – als
wohltuende Kraftquelle für den Alltag mit Ihrem Kind.
Gegenseitige Partnermassagen und -übungen tragen dazu bei, Ihre
Paarbeziehung zu vertiefen, das Baby schon jetzt einzubeziehen
und sich so gemeinsam auf das Eltern-Werden einzustimmen.
So können Darauf aufbauend stelle ich Ihnen bewährte, leicht anwendbare
Sie sich Übungen vor, mit denen Sie sich körperlich und seelisch auf die
vorbereiten natürliche Geburt Ihres Kindes vorbereiten können.
Die sanften Übungen für das frühe Wochenbett sind ausgerichtet
auf die Erfordernisse dieser sensiblen Phase, in der Sie noch viel
Erholung brauchen und Sie und Ihr Baby sich kennenlernen.
Dieses Buch enthält erprobte Anleitungen, für deren Durchsicht ich
mich bei Frau Dr. med. Avril Schneider aus München herzlich
bedanke. Es kann aber weder die persönliche Vermittlung durch
eine gut ausgebildete Kursleiterin ersetzen noch den Austausch mit
anderen Schwangeren. Deshalb möchte ich Ihnen empfehlen,
zusätzlich einen Geburtsvorbereitungskurs und nach der Geburt
einen Kurs für Rückbildungsgymnastik zu besuchen.
Ich wünsche Ihnen – für jetzt und für später – viel Freude beim
Üben!

Mechthild Deyringer

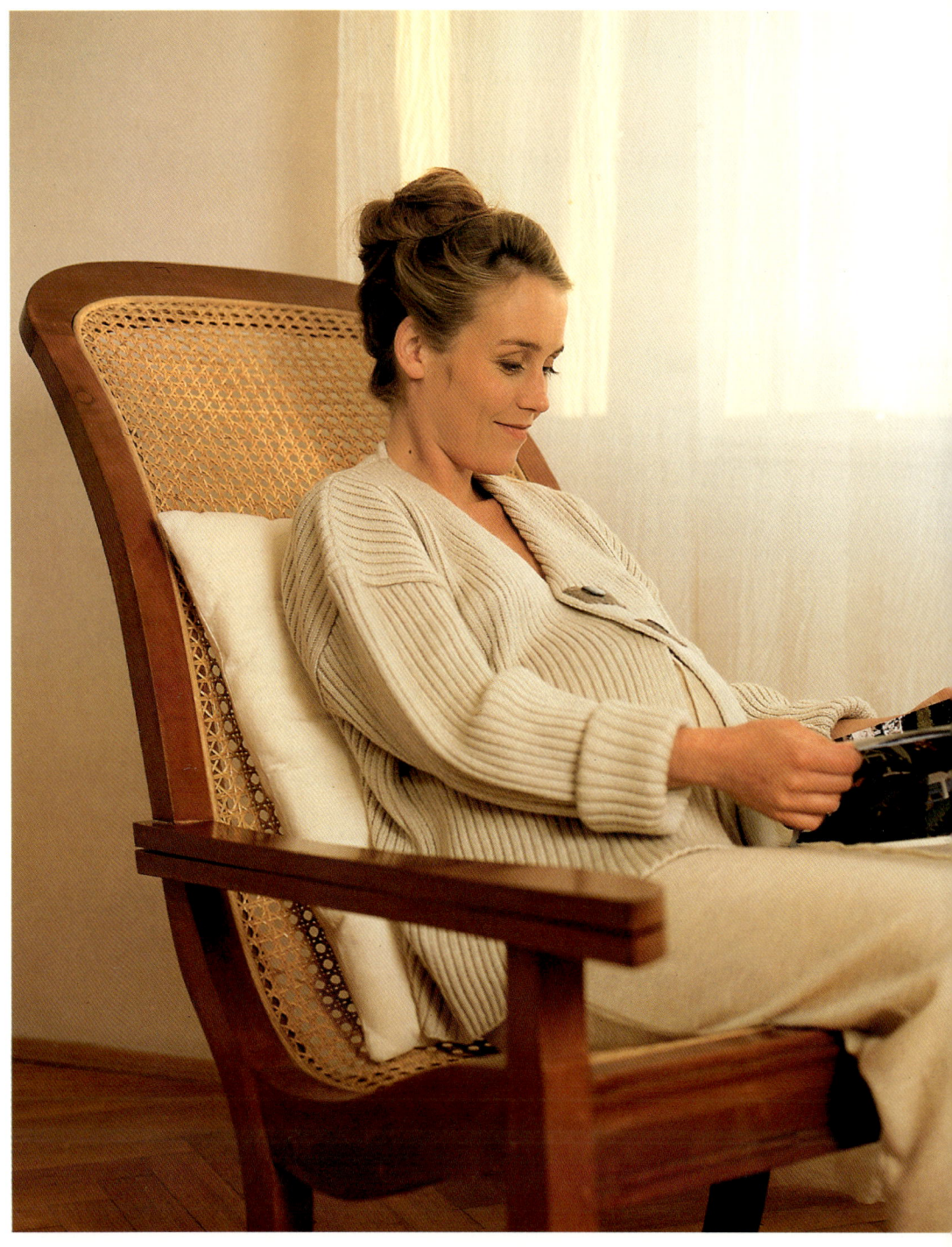

In anderen Umständen

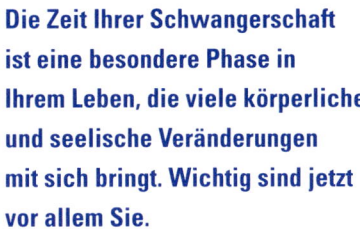

Die Zeit Ihrer Schwangerschaft ist eine besondere Phase in Ihrem Leben, die viele körperliche und seelische Veränderungen mit sich bringt. Wichtig sind jetzt vor allem Sie.

Gehen Sie schlafen, wenn Sie müde sind, auch wenn es noch so früh ist am Abend; machen Sie einen kleinen Spaziergang oder legen Sie kleine Arbeitspausen ein, wenn Ihnen danach ist. Veränderungen in Ihrem Befinden sind normal: In Ihnen wächst Ihr Baby heran und fordert sein Recht.

Bereiten Sie sich mit aller Sorgfalt und mit all Ihrer Liebe auf Ihr Kind vor – nicht zuletzt, indem Sie jetzt mehr an sich denken.

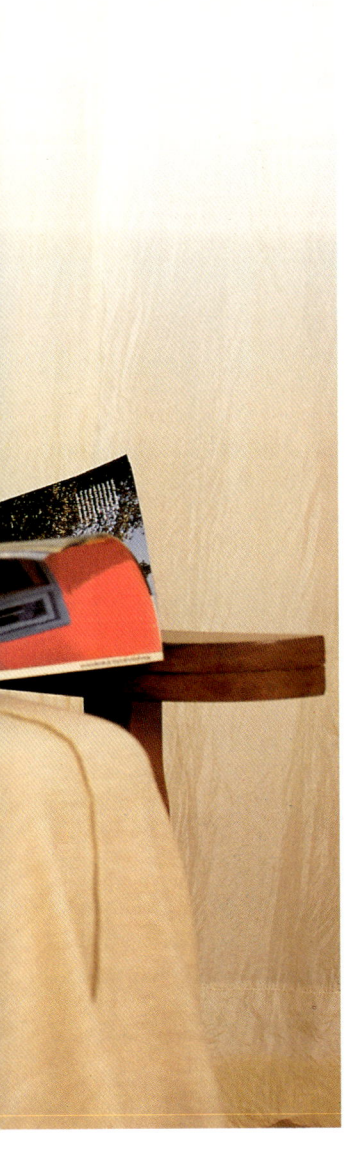

Ihre Schwanger-schaft

Das erste Drittel

Schwanger! Vielleicht hat sich ein langgehegter Wunsch erfüllt, vielleicht hat sich die Sorge der letzten Tage bestätigt, vielleicht ist es keine Überraschung, da es Ihrer Familienplanung entspricht.

Körper und Seele verändern sich In Ihrem Körper findet jetzt – und später noch einmal kurz vor und nach der Geburt – eine Körper und Seele gleichermaßen beeinflussende hormonelle Veränderung statt, wie sie der menschliche Organismus in diesem Ausmaß und in dieser Geschwindigkeit nur im Zusammenhang mit Schwangerschaft und Geburt erlebt. Körperliche und seelische Veränderungen treten unterschiedlich rasch und unterschiedlich deutlich auf; abhängig von der persönlichen Situation werden sie zudem sehr verschieden wahrgenommen. Die häufigsten Folgen dieser Hormonumstellung in den ersten drei Monaten sind die typische Müdigkeit und das ausgeprägte Schlafbedürfnis. Auch die Konzentrationsfähigkeit kann in dieser Zeit nachlassen, vielen Frauen fällt es jetzt wesentlich schwerer, ihr gewohntes Arbeitspensum einzuhalten. Diese Umstellung hat ihren guten Grund: Das kleine Wesen, das in nur neun Monaten in Ihnen zu einem lebensfähigen Baby heranreift, fordert und braucht einen Teil Ihrer Energie, vor allem zu Anfang und zu Ende der Schwangerschaft.

Die Veränderungen annehmen

Versuchen Sie, die Veränderungen, die die kommenden Schwangerschaftsmonate mit sich bringen, als Hinweise Ihres Körpers wahrzunehmen, die für Ihre Gesundheit wie für die Ihres Babys von Bedeutung sind. **Ihr Körper gibt Ihnen Hinweise**

● Kommen Sie Ihrem Schlaf- und Ruhebedürfnis nach, soweit es irgend möglich ist! Wenn Sie sich morgens vor dem Aufstehen einige Minuten für ein »Aufwachprogramm« gönnen (Seite 24), wird Ihnen dies den Start in den Tag sehr erleichtern.

● Zur Erhaltung Ihres Wohlbefindens und um beweglich zu bleiben, aber auch zur Linderung oder zur Vorbeugung von möglichen Schwangerschaftsbeschwerden zeige ich Ihnen einige einfache Bewegungsübungen für den Berufs- oder Familienalltag (Seite 29), die Sie immer wieder »nebenbei« ausführen können, ohne daß Sie Ihre Tätigkeit dafür wesentlich unterbrechen müßten. Auch »Weitere Übungen für zwischendurch« (Seite 38) helfen Ihnen, Ihr Wohlbefinden zu erhalten oder zu verbessern. Alle Übungen können Sie, soweit Sie sich wohl dabei fühlen, während der gesamten Schwangerschaft – und darüber hinaus – für Ihr Wohlbefinden nutzen.

Einfache Übungen für den Alltag

● Auch sportliche Betätigung wirkt kreislaufanregend und hält Sie gesund. Wenn Sie bislang Sport getrieben haben, ist nichts dagegen einzuwenden, wenn Sie ihn in Maßen weiterbetreiben, das heißt, ohne jeden Leistungsdruck und mit wirklicher Rücksicht auf Ihr Wohlbefinden.

> Vorsicht ist geboten bei Sportarten, bei denen Sie häufig springen müssen oder starken Erschütterungen ausgesetzt sind. Auch sollten Sie sich an den Tagen, an denen Ihre Periode fällig gewesen wäre, etwas mehr schonen, weil zu dieser Zeit ein erhöhtes Risiko für eine Fehlgeburt besteht. Sprechen Sie darüber bitte mit Ihrem(r) Arzt/Ärztin oder einer Hebamme (Seite 15).

Beginnen Sie möglichst frühzeitig

● Beginnen Sie schon in der frühen Schwangerschaft mit den Übungen für Entspannung, Atem- und Körpererfahrung (Seite 44), um den Kontakt zu sich selbst und zu Ihrem Baby zu fördern. Gleichzeitig sind diese Übungen die beste Grundlage für die gezielten Übungen (Seite 62), mit denen Sie sich im letzten Drittel der Schwangerschaft auf die Geburt vorbereiten werden.

Wer begleitet Sie auf Ihrem Weg?

Wenn Sie die Schwangerschaft als (derzeit) alleinstehende werdende Mutter erleben, oder wenn die Beziehung zu Ihrem Partner zu diesem Zeitpunkt keinen gemeinsamen Weg zuläßt, möchte ich Sie sehr ermutigen, sich schon bald nach einem (oder mehreren) Menschen aus Ihrem Familien- oder Freundeskreis umzusehen, der bereit ist, Ihren Weg ein Stück zu begleiten. Manches wird Ihnen leichter fallen, wenn ein Mensch Ihres Vertrauens für Gespräche, für gegenseitige Körperarbeit und möglichst auch für die Geburtsbegleitung zur Verfügung steht – und beziehen Sie Ihre(n) Begleiter(in) in Ihre Geburtsvorbereitung ein (Seite 56).

Wichtig: Jemand, der Sie begleitet

● Da dieses Vertrauen meist einer Entwicklung bedarf, ist es ratsam, rechtzeitig und aktiv einen »Schwangerschaftspaten« zu suchen. Warten Sie nicht darauf, daß jemand Ihre Bedürfnisse errät! Wenn das Baby auf der Welt ist, wird es noch wichtiger sein, ein kleines »soziales Netzwerk« zu haben; überdies werden Sie den Mut brauchen, gelegentlich um Hilfe zu bitten.

An den Vater

Wie sich eine Frau in dieser veränderten Situation fühlt, und wie schnell und gut sich ihre Schwangerschaft stabilisiert, hängt sicher auch zu einem Teil von den Reaktionen ihres Partners ab.
Die meisten Frauen erleben trotz aller Vorfreude und Bejahung der Schwangerschaft eine merkliche, hormonell bedingte körperliche Schwäche und Leistungsminderung – für Sie als werdender Vater vielleicht schwer nachvollziehbar, da sich ja äußerlich noch nichts verändert. Wenn Sie bereit sind, die verringerte Belastbarkeit zu respektieren oder auch mehr häusliche Pflichten zu übernehmen, dann ist dies schon eine große Unterstützung.
● Darüber hinaus – das zeigt die Erfahrung aus vielen Geburtsvorbereitungskursen – können gegenseitige Partnermassage und -übungen (Seite 56) eine große Hilfe sein, mit den Veränderungen besser zurechtzukommen. Die Massagen und Übungen tun nicht nur beiden gut, sondern sie bedeuten auch eine tiefergehende Kommunikation zwischen den Partnern. Ein liebevoller, ideenreicher Körperkontakt kann in Zeiten körperlicher Belastung oder seelischer Anspannung helfen, daß die Verbindung zu sich selbst und zu Ihrer Partnerin nicht nachläßt. Später können Sie Ihre Partnerin mit diesen Übungen bei der Geburt wirksam unterstützen.

Körperkontakt kann eine gute Hilfe sein

Das zweite Drittel

Für fast alle Frauen beginnt jetzt die körperlich unbeschwerteste Zeit der Schwangerschaft. Die Anpassungsschwierigkeiten werden weniger oder sind überwunden. Vielleicht genießen Sie Ihre »anderen Umstände« jetzt so richtig, vielleicht sind Sie aber auch mit Beruf oder Familie so eingespannt, daß Sie kaum Zeit finden, sich Ihrer Schwangerschaft und dem Baby zu widmen.

● Versuchen Sie, sich diese Zeit zu nehmen! Gönnen Sie sich den Rückzug, wo immer er möglich ist und wann immer Sie ihn brauchen. Schwangerschaft kann eine wundervolle und durchaus energiegeladene Zeit Ihres Lebens sein, aber sie braucht auch innere Schutzräume, um wachsen zu können. Wenn Sie sich Zeit nehmen und Aufmerksamkeit schenken, um den Kontakt zu Ihrem Körper und Ihrer Seele zu pflegen, wird Ihnen auch die innere Kontaktaufnahme zu Ihrem Baby nicht schwer fallen.

Nehmen Sie sich Zeit für sich und Ihr Baby

● Denken Sie auch daran, daß in absehbarer Zeit eine weitgehende Umorganisation notwendig sein wird. Die Wochen werden schnell vergehen, bis Sie Ihren Arbeitsplatz zumindest für ein paar Monate verlassen. – Wenn Sie schon Kinder haben, muß auch diesmal nicht nur äußerlich Platz, sondern auch innerlich Raum und Zeit für das »neue« Baby geschaffen werden. Nur wenigen Frauen steht genügend Zeit für sich und ihr »neues« Kind zur Verfügung, meistens müssen Frauen sehr bewußt selbst dafür sorgen.

Ihr Körper verändert sich

Ihr Körper beginnt allmählich, sichtbar schwanger zu werden. Manche Frauen genießen ihre nun »erlaubte Rundheit« zutiefst, vor allem dann, wenn sie jahrelang mit ihrem Gewicht gekämpft haben, wie dies in unserer Gesellschaft, in der weibliche Formen wenig anerkannt sind, häufig der Fall ist. Andere Frauen wiederum finden sich nur schwer damit ab, daß ihr Körper sich plötzlich »selbständig« macht, ihnen schwerfällig erscheint und nicht mehr so kontrollierbar ist.

Ihr Bauch braucht Platz!

● Geben Sie Ihrem Bauch durch lockere Kleidung genügend Platz. Durch enge Bekleidung oder durch Baucheinziehen schlanker wirken zu wollen hat nur ungünstige Auswirkungen – auf Ihre Atmung, auf die Verdauungsorgane und damit auf Ihr Wohlbefinden.

● Nutzen Sie weiterhin die »Übungen für den Alltag« (Seite 20) und beginnen Sie bitte spätestens jetzt mit den Übungen für Entspannung, Atem- und Körpererfahrung (Seite 44).

Erlauben Sie sich Ihre Gefühle

Angst vor der Zukunft? Trotz des meist zurückgekehrten körperlichen Wohlbefindens tauchen in dieser Zeit häufig nachdenkliche oder auch bange Fragen auf im Hinblick auf die Gesundheit des Babys, die Geburt und wie es danach wohl sein wird.

Gerade bei einem »normalen« Schwangerschaftsverlauf sind diese Gefühle mit den Menschen, die einen umgeben, meist besonders schwer zu teilen, da die Sorgen vielleicht unbegründet und daher unverständlich erscheinen. Manche werdende Mutter empfindet es beinahe als Erwartung ihrer Umgebung, die »strahlende Schwangere« sein zu müssen, oder glaubt, ihrem Kind keine Sorge zumuten zu dürfen.

● Erlauben Sie sich Ihre Gedanken und Gefühle, Ihre Zweifel und Ambivalenz! Es ist selten möglich, völlig angstfrei in die Geburt zu gehen – schließlich kommt eine neue und niemals ganz vorhersehbare Erfahrung auf Sie zu. Wenn Sie aber lernen, Angstgefühle oder Widerstände wahrzunehmen, ohne sich von ihnen blockieren zu lassen, entsteht ein inneres Vertrauen und sogar ein Zuwachs an Kraft. Und sprechen Sie darüber mit anderen Menschen – Ihrem **Sprechen** Mann oder einer guten Freundin, mit Ihrem(r) Arzt/Ärztin, Ihrer **Sie über Ihre** Hebamme (Seite 15) oder Ihrer Geburtsvorbereiterin (Seite 14). **Gefühle**

Ihr Kind nimmt sicher auf seine Weise wahr, wie es Ihnen geht! Wenn Sie Ihre Gefühle mit Ihrem Kind »teilen«, entwickelt sich oft eine neue Gelassenheit, wodurch sich manche Sorge auflöst oder zumindest weniger belastend wirkt.

● Innere Spannung wird annehmbarer und lösbarer, wenn man sie sich eingesteht. Da körperliche und seelische Spannungszustände einander bedingen, sind die Übungen für Entspannung, Atem- und Körpererfahrung (Seite 44) nicht nur zur körperlichen, sondern auch zur seelischen Entspannung hilfreich.

An die Eltern

Nutzen Sie diese in der Regel einfachsten und schönsten Monate
der Schwangerschaft! Es ist die beste Zeit, um noch einmal einen
Urlaub zu planen, sich viel zu bewegen und sich Dinge vorzu-
nehmen, die Sie nach der Geburt zunächst werden zurückstellen
müssen.

**Die Zeit
zu zweit
ungestört
genießen**

Auch wird jetzt sicher die Frage auftauchen, ob Ihr Partner bei der
Geburt Ihres Kindes dabei sein soll beziehungsweise will.
Im Kreißsaal ist Begleitung inzwischen meistens gern gesehen,
fast alle Frauen empfinden es überdies als Hilfe, einen gut vor-
bereiteten Partner (Seite 56) – oder einen anderen Menschen ihres
Vertrauens – zur persönlichen Unterstützung dabei zu haben.
Das gemeinsame Erleben einer Geburt wird von vielen Paaren oft
als tiefe, verbindende Erfahrung geschildert und als bewegender
Beginn der Elternschaft. Vielleicht ist es für Sie beide ein zutiefst
beglückendes Erlebnis, vielleicht ist es auch ein vereintes Meistern
einer schweren Aufgabe – beides kann ein wichtiger Schritt auf
Ihrem partnerschaftlichen Weg sein.

Das letzte Drittel

Spätestens irgendwann in dieser Zeit wird Ihnen deutlich bewußt,
welche Vorbereitungen für die Geburt und das Leben mit dem Baby
noch nötig sind.
Neben all den praktischen Vorbereitungen sollten Sie jedoch nicht
versäumen, sich innerlich auf die Geburt und das Wochenbett einzustimmen. Allein schon die körperlichen Veränderungen fordern

**Werden Sie
langsamer!**

jetzt meist eine Veränderung des Lebensrhythmus. Alles geht nicht
mehr so schnell!
In unserer auf Tempo ausgerichteten Leistungsgesellschaft verun-
sichert das viele Frauen sehr. In Wirklichkeit geschieht jedoch
etwas dringend Notwendiges: Ihr Lebensrhythmus stellt sich auf
den Rhythmus des Neugeborenen ein! Erfolgt dieser »Tempo-
wechsel« nicht schon einige Zeit vor der Geburt, kann dies die Zeit
der gegenseitigen Anpassung von Mutter und Kind nach der Ent-
bindung sehr erschweren. Möglicherweise wird dadurch sogar eine

**Streß tut
Ihnen und
dem Baby
nicht gut**

Anpassungsstörung (»Adaptationsstörung«) des Babys mit allge-
meiner Unruhe, gehäuftem Schreien und vermehrten Bauchkrämp-
fen begünstigt. Dies läßt sich damit erklären, daß durch innere
Anspannung und Zeitdruck das »Streßhormon« Adrenalin ver-
mehrt ausgeschüttet wird; dieser erhöhte Adrenalinspiegel im Blut
– er führt zu erhöhtem Blutdruck, beschleunigtem Puls und allge-
meiner Unruhe – wirkt sich vor, während und nach der Geburt
nicht nur auf Sie, sondern auch auf Ihr Baby aus.
Durch die Entspannungs-, Atem- und Körperübungen (Seite 44),
aber auch durch körperliche Bewegung, wird Adrenalin wieder
abgebaut.
Das legt auch nahe, warum Sie sich durchaus soviel bewegen dürfen und sollen, wie Ihnen gut tut, vorausgesetzt, es besteht keine
ausgesprochene Frühgeburtsgefahr. (Eine vorübergehend verstärkte
Vorwehentätigkeit um die 32. und um die 36. Schwangerschaftswoche ist jedoch nicht ungewöhnlich. Sprechen Sie dann bitte darüber mit Ihrem Arzt.)

Vorbereitung auf die Geburt

Jetzt gilt es, Kräfte zu sammeln für die Geburt (Seite 76) und das
Wochenbett (Seite 88). Dazu gehört auch die bewußte Vorbereitung
auf die Geburt, mit der Sie jetzt beginnen können. Wenn Sie sich
mit den Übungen für Entspannung, Atem- und Körpererfahrung
(Seite 44) schon länger beschäftigt haben, wird Ihnen die gezielte
Vorbereitung auf die drei Geburtsphasen (Seite 62) sehr leicht
fallen. Nehmen Sie sich aber auch weiterhin möglichst täglich
einige Minuten Zeit, um die Ihnen bereits vertrauten Übungen
weiterzuführen.

Besuchen Sie einen Geburtsvorbereitungskurs

In den letzten drei bis vier Monaten ist es ratsam, zusätzlich zu den
Übungen, die ich Ihnen in diesem Ratgeber vorstelle, einen Geburtsvorbereitungskurs zu besuchen; zum einen wegen der persönlichen
Vermittlung und der Möglichkeit, Fragen zu Schwangerschaft und
Geburt stellen zu können, zum anderen wegen des Kontakts zu
anderen Schwangeren – nicht selten entstehen aus diesen Gruppen
langjährige Freundschaften..

**Wichtig: Der
persönliche
Kontakt**

Da die Kurse im Hinblick auf Inhalt und Stil sehr unterschiedlich sind, lohnt es sich, vorher zu erfragen, ob die Angebote Ihren Vorstellungen entsprechen, etwa, ob es sich um eine geschlossene Gruppe mit einer festen Kursleiterin handelt oder ob der Partner einbezogen wird. Wenn sich unterschiedliche Auffassungen ergeben, überprüfen Sie, womit Sie besser zurechtkommen und entscheiden Sie dann, welcher Kurs Ihnen am meisten zusagt.

Die Hebamme – zur Vor- und Nachsorge

Alle Fragen rund um die Geburt und dazu, was Sie für sich und das Baby brauchen, können Sie auch an eine Hebamme (Adressen, die weiterhelfen, Seite 93) richten, die Sie, wenn Sie es wünschen, nach der Geburt betreuen wird (diese Nachsorge wird von der Krankenkasse bezahlt). **Eine gute Hilfe vor und nach der Geburt**
Manche Hebammen vereinbaren auf Wunsch einen oder mehrere Hausbesuche während der Schwangerschaft, bei denen Fragen zu Schwangerschaft, Geburt und Wochenbett besprochen und Vorsorgeuntersuchungen gemacht werden können.
Bei der Nachsorge überprüft die Hebamme, ob gesundheitlich bei Ihnen und Ihrem Baby alles in Ordnung ist, hilft Ihnen, wenn nötig, beim Stillen und bei der Säuglingspflege und steht Ihnen in den ersten aufregenden Tagen mit Rat und Tat zur Seite. Nutzen Sie diese gute Einrichtung – es gibt jetzt so viel zu fragen.

Wo wollen Sie entbinden?

Eine weitere wichtige Frage wird die Wahl des Geburtsplatzes sein. In den letzten Jahrzehnten hat sich die Geburtshilfe mehrfach stark gewandelt: einerseits durch eine enorme Weiterentwicklung der medizinisch-technischen Möglichkeiten, andererseits durch die **Rückbesinnung auf altes Wissen** Rückbesinnung auf traditionelles Wissen um die natürlichen »inneren Geburtskräfte«, die eine Frau während der Geburt entwickeln kann. Diese Kräfte werden gefördert durch eine positive Einstellung, durch Atem, Körperhaltung und Entspannung sowie durch eine vertrauensfördernde Begleitung der Gebärenden. Dementsprechend gibt es unterschiedliche Auffassungen über die beste Art und Weise der Geburtshilfe, sowohl bei den Geburtshelfern als auch bei den werdenden Müttern und Vätern.

Das stellt Sie als zukünftige Eltern schon jetzt vor die Frage, inwieweit Sie durch eine bewußte Auswahl des Geburtsplatzes einen Teil der Verantwortung für die Geburtsgestaltung selbst übernehmen möchten.

Was kommt Ihren Wünschen am nächsten? Von der großen, intensivmedizinisch voll ausgerüsteten Klinik über kleinere Krankenhäuser bis hin zur individuell betreuten Geburt zu Hause oder in einem Geburtshaus gibt es sehr unterschiedliche Wege. Sie sollten für sich prüfen, welcher Rahmen Ihrem Bedürfnis nach Sicherheit und Wohlbefinden während der Geburt möglichst weit entgegenkommt.

Einen Teil der Vorbereitung auf die drei Geburtsphasen – die Wehenatmung für die Eröffnungsphase (Seite 62) und für die Übergangsphase (Seite 64) – können Sie bei allen Methoden der Geburtshilfe anwenden. Andere Vorschläge wiederum, nämlich die Geburtsstellungen (Seite 65) je nach Bedarf zu wählen und zu verändern, setzen nicht nur bei Ihnen, sondern auch bei der Hebamme, dem Arzt und den Menschen, die Sie begleiten, die Bereitschaft voraus, Sie in einer möglichst natürlichen und selbstbestimmten Geburt zu unterstützen. So erhöhen Sie die Wahrscheinlichkeit, daß Sie Ihr Kind ohne medizinischen Eingriff zur Welt bringen können.

Fragen Sie genau nach Folgende Fragen an Ärzte und Hebammen in den verschiedenen Kliniken können Ihnen helfen, Vergleiche zu ziehen:

● Welche Medikamente werden gegeben? Werden sie routinemäßig oder auf Wunsch gegeben?

● Wird eine PDA (Periduralanästhesie) routinemäßig oder sehr häufig gemacht? Bei einer PDA wird im Bereich der Lendenwirbelsäule ein Betäubungsmittel in den Wirbelkanal gespritzt. Es bewirkt Schmerzfreiheit im Unterleib, gleichzeitig ist jedoch die Bewegungs- und Empfindungsfähigkeit der Beine herabgesetzt, die Wehen werden häufig schwächer.

● Mit welchen Geräten werden die Herztöne überwacht? Wird zeitweise oder ständig überwacht?

● Wie hoch ist die Dammschnittrate und die Kaiserschnittrate?

● Welche Möglichkeiten bietet das Geburtszimmer, zum Beispiel ein Kreißbett oder großes Bett, genügend Polster und Kissen zum Abstützen, Ball, Sprossenwand oder Seil, Gebärhocker?

● Ist es möglich, auch in der Austreibungsphase die Stellung zu wählen, oder wird die Rückenlage im Bett vorgeschrieben?

● Wie wird das Baby nach der Geburt empfangen?

● Wie ist die Betreuung im Wochenbett, das heißt, wieviele Mütter liegen in einem Zimmer, ist Rooming-in tagsüber oder auch nachts möglich, wird grundsätzlich zugefüttert? Welche Routinemaßnahmen gibt es?

Es lohnt sich, eine Kreißsaalbesichtigung in Kliniken Ihrer Umgebung oder, wenn Sie zu Hause entbinden wollen, einen Gesprächstermin mit einer Hausgeburtshebamme zu vereinbaren, um wichtige Fragen persönlich zu klären. Den Ort, am dem Sie entbinden werden, und – im Idealfall – auch die Menschen, die während der Geburt dabei sein werden, vorher zu kennen und als vertrauenerweckend zu erleben, gehört zu den wichtigen seelischen Voraussetzungen für die Geburt.

Wichtige Fragen persönlich klären

> Der Körper jeder gesunden Frau ist grundsätzlich dafür eingerichtet, Kinder zu gebären. Die Geburt ist ein natürliches und zugleich zutiefst bewegendes Ereignis im Leben einer Frau. Deshalb bedarf es auch eines geschützten und wohltuenden Umfeldes, damit sich die besondere körperliche und seelische Kraft, die Mutter und Kind die Geburt ermöglicht, entfalten kann.

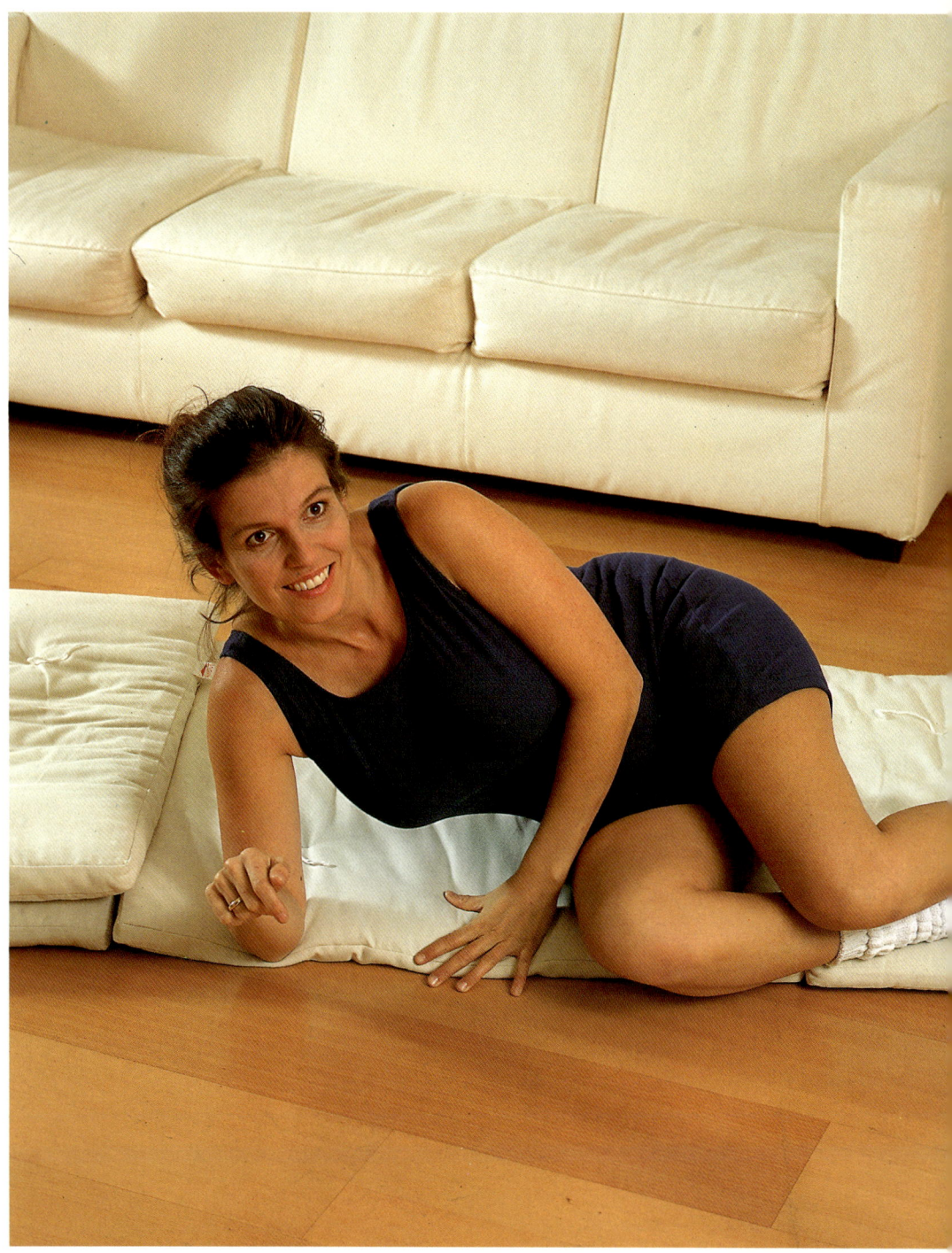

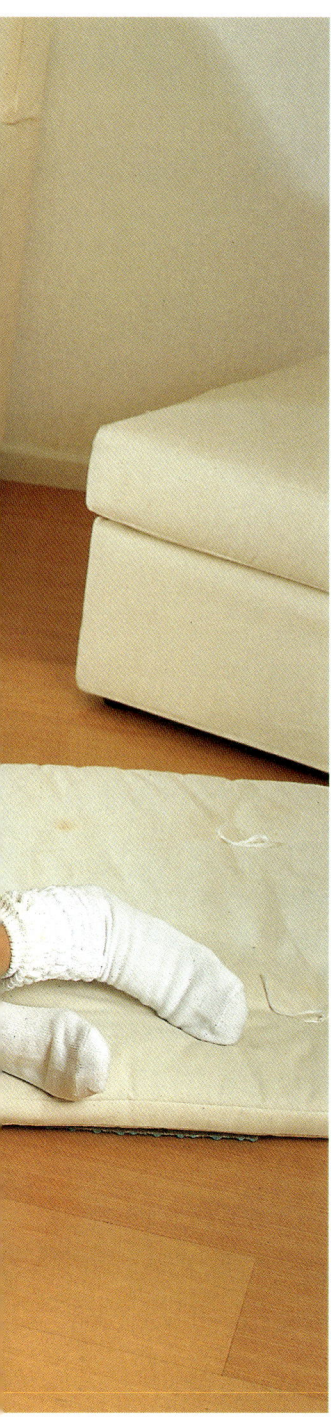

Ganzheitlich vorbereiten

Sie können einiges tun, um sich wohl und behaglich zu fühlen, um beweglich zu bleiben, um Schwangerschaftsbeschwerden, die sich übrigens recht unterschiedlich zeigen, vorzubeugen. Üben Sie in Ruhe, absolvieren Sie die Übungen nicht wie eine Art »Pflichtprogramm«, sondern horchen Sie in sich hinein, spüren Sie Ihren Empfindungen nach, üben Sie entspannt. Entspannung, Atem- und Körpererfahrung fördern gleichermaßen Ihren Kontakt zu sich selbst und zu Ihrem Baby.
Bereiten Sich sich auch gemeinsam mit Ihrem Partner auf Ihr Kind vor – entspannen Sie sich, massieren Sie einander, stimmen Sie sich gemeinsam auf die Geburt ein.

Übungen für den Alltag

Die folgenden Übungen können Ihnen helfen, den Alltag in der Schwangerschaft zu erleichtern, beweglich zu bleiben und mögliche Schwangerschaftsbeschwerden vorzubeugen oder sie zu lindern.

Die Übungen sind ihrer Anwendbarkeit im Tagesablauf nach geordnet – wichtig für Berufstätige – und zeigen Ihnen, wie Sie mit wenig Aufwand immer wieder für Ihren Körper sorgen können.

Die »Übungen für den Alltag« gliedern sich in

● Übungen zur Anregung des Kreislaufs: Müdigkeit, verbunden mit Kreislaufschwäche und niedrigem Blutdruck, ist eine häufige Erscheinung vor allem in den ersten drei Monaten der Schwangerschaft. Mit den entsprechenden Übungen können Sie den Kreislauf auf sanfte Weise aktivieren.

● Übungen zur Entlastung und Erhaltung der Beweglichkeit von Becken und unterem Rücken: Durch die schwangerschaftsbedingte Gewichtszunahme und -umverteilung, aber auch durch die zunehmende

Dehnung der Bauchmuskeln (Seite X) verändert sich die Körperhaltung. Die entsprechenden Übungen helfen, Kreuzschmerzen vorzubeugen oder sie zu lindern, und kräftigen die Bauchmuskeln, ohne sie zu überlasten. Ein bewegliches Becken schafft darüber hinaus gute körperliche Voraussetzungen für die Geburt.

● Übungen zur Entlastung der oberen Wirbelsäule und des Schultergürtels: Eine aufgerichtete Brustwirbelsäule macht den Brustraum weiter und erleichtert so das Atmen. Die Entspannung des Schultergürtels trägt nicht nur zum allgemeinen Wohlbefinden bei, sondern hilft auch bei der Neigung zu gestauten Armen und Händen.

● Übungen zur Entlastung der Venen: Durch die hormonelle Veränderung wird das Bindegewebe etwas weicher, was zu Stauungen in den Beinen und – bei entsprechender Veranlagung – zu Krampfadern führen kann. Die entsprechenden Übungen aktivieren die Beinmuskulatur, fördern dadurch den venösen Rückfluß (das Blut fließt besser aus den Venen zurück zum Herzen) und beugen auf diese Weise Venenbeschwerden und gestauten Beinen vor.

Bitte beachten Sie

● Alle Übungen, die ich Ihnen im folgenden vorstelle, sind dann für Sie geeignet, wenn Ihre Schwangerschaft normal verläuft. Sprechen Sie bei dem geringsten Zweifel bitte mit Ihrem Arzt oder Ihrer Hebamme darüber, ob Sie die Übungen ausführen dürfen.
● Die Übungen dienen Ihrem Wohlbefinden und der Vorbeugung oder Linderung bereits bestehender Schwangerschaftsbeschwerden.
Bitte achten Sie während und nach jeder Übung darauf, ob Ihr Wohlbefinden erhalten oder verbessert ist. Sollte das nicht der Fall sein, reduzieren Sie bitte die Anstrengung. Wenn das nicht hilft, lassen Sie die betreffende Übung bitte weg.

So üben Sie richtig

● Alle Übungen können Sie – soweit Sie sich wohl dabei fühlen – während der gesamten Schwangerschaft, im Wochenbett (Seite 88) vom achten bis zehnten Tag nach der Geburt an und natürlich auch später für Ihr Wohlbefinden nutzen.
● Je früher in der Schwangerschaft Sie mit den Übungen

beginnen und je regelmäßiger Sie üben – am besten täglich –, desto leichter werden sie Ihnen fallen und desto beweglicher werden Sie bleiben.
● Die Übungen sind nicht als mechanische »Turnübung« zu verstehen, sondern als ein Weg, den Körper besser kennenzulernen, ihm Gutes zu tun, um so bewußt für Gesundheit und Wohlbefinden zu sorgen. Vermeiden Sie deshalb bitte jeden falschen Ehrgeiz. Beginnen Sie langsam – vor allem in den ersten drei Schwangerschaftsmonaten! Wenn Ihnen die Übungen vertraut sind, dürfen Sie Dauer und Anzahl der Übungen in dem Maß steigern, in dem Sie sich weiterhin während und nach jeder Übung wohlfühlen.
● Die Übungen wirken am besten, wenn Sie die Bewegungen mit innerer Aufmerksamkeit ausführen und darauf achten, während des Übens entspannt weiterzuatmen.

Lernen Sie Ihren Körper kennen

Was brauchen Sie für die Übungen?

Für manche Übungen brauchen Sie Hilfsmittel:
● Kleiner Ball: Weicher (ausgespielter) Tennisball oder fest gewickeltes Wollknäuel oder Igelball (er hat rundherum

Noppen, mit denen eine Massagewirkung erzielt wird; Bezugsnachweis Seite 94).

Diese Hilfsmittel brauchen Sie

- Gymnastikball oder Kinderball (15 bis 25 cm Durchmesser).
- Großer Ball: 60 bis 65 cm Durchmesser, abhängig von Ihrer Körpergröße (60 cm: bis zu einer Körpergröße von etwa 163 cm; 65 cm: darüber hinaus). Dieser Ball ist so belastbar, daß Sie darauf sitzen können (Bezugsnachweis Seite 94).
- Großes Reissäckchen: Ein Stoffsäckchen von circa 16 x 10 cm, gefüllt mit etwa 200 g trockenem Rundkornreis.
- Kleines Reissäckchen: Ein Stoffsäckchen von circa 12 x 8 cm, gefüllt mit etwa 60 g trockenem Rundkornreis.
- Kirschkernsäckchen: Ein Stoffsäckchen von circa 16 x 10 cm, gefüllt mit etwa 100 g trockenen Kirschkernen. Die Reis- oder Kirschkernsäckchen können Sie vor dem Üben auf der Heizung oder auf einem Heizkissen erwärmen; so entsteht eine wohltuende Kombination von milder Wärme- und Massagewirkung.
- Schaumstoffrolle, Durchmesser etwa 30 Zentimeter.
- Längliches Lagerungskissen (Bezugsnachweis Seite 94)
- Eine warme, nicht zu harte Unterlage (zum Beispiel eine Gymnastikmatte).

Die Ausgangsstellungen

Im folgenden stelle ich Ihnen die Ausgangsstellungen vor, die Ihnen sowohl bei den Übungen für den Alltag (Seite 24) als auch bei den Übungen zur Geburtsvorbereitung (Seite 62) immer wieder begegnen werden. In den jeweiligen Übungsanleitungen nenne ich Ihnen dann nur noch die Ziffer der Ausgangsstellung, mit der Sie die Übung beginnen.

»Position 1« (Rückenlage)

Sie liegen entspannt auf einer Unterlage auf dem Rücken, die Füße stehen mit der ganzen Sohle auf der Unterlage, die etwa im 45-Grad-Winkel gebeugten Knie sind etwas mehr als hüftbreit geöffnet. Wenn es Ihnen bequemer ist, legen Sie sich ein Kissen unter den Kopf.

»Position 1«

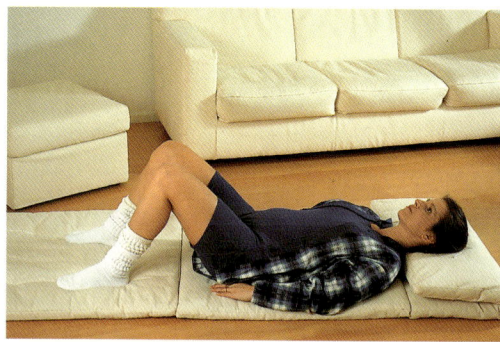

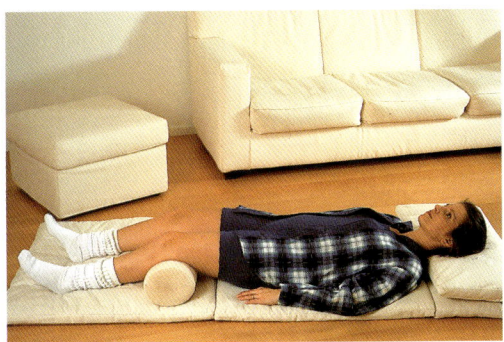

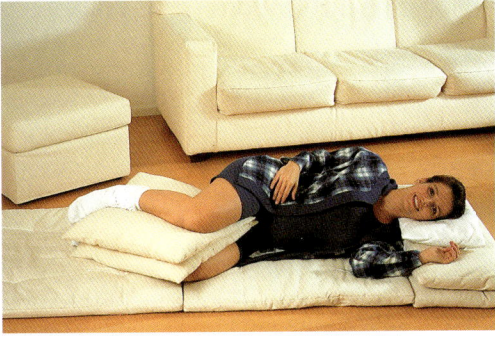

»Position 2« (Rückenlage)

Sie liegen entspannt auf dem
Rücken, die Beine sind gestreckt
oder leicht gebeugt und werden durch eine Rolle unter den
Kniekehlen abgestützt. Wenn es
Ihnen bequemer ist, legen Sie
sich ein Kissen unter den Kopf.

*»Position 3«
(Angelehnter Sitz)*

Sie lehnen sich an ein schräges
Polster, eine dicke Rolle unter
den leicht gebeugten Beinen
stützt die Knie.

»Position 4« (Seitlage)

Sie liegen auf der Seite, den Kopf
auf einem Kissen. Die leicht gebeugten Beine liegen aufeinander
– ein kleines Polster oder ein
Kissen liegt zwischen den Knien.

»Position 5« (Seitlage)

Sie liegen auf der Seite, den
Kopf auf einem Kissen. Sie
strecken das untere Bein und
legen das obere Bein gebeugt
auf ein dickes Polster, so daß
das oben liegende Knie etwas
höher ist als der Fuß.

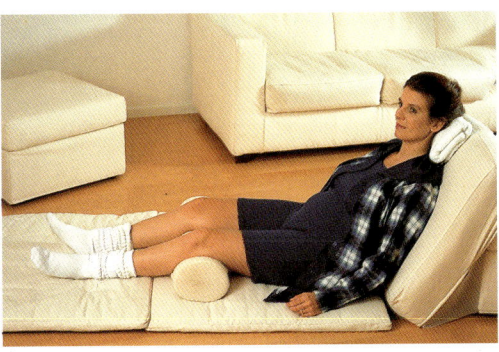

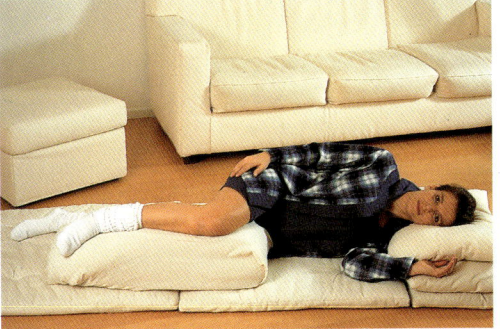

Gut in den Tag

Nehmen Sie sich Zeit am Morgen

Nach dem Aufwachen sollten Sie sich etwas Zeit lassen, Ihr Bewußtsein in aller Ruhe vom Schlaf- in den Wachzustand hinübergleiten zu lassen. Anschließend können Sie die folgenden Übungen zur allgemeinen Aktivierung machen; darüber hinaus sind sie eine Gelegenheit, um Kontakt zu Ihrem Kind aufzunehmen und es für diesen Tag zu begrüßen.

»Den Tag begrüßen«

▶ Sie liegen noch im Bett, entweder bequem auf dem Rücken oder auf der Seite (Seite 23). Legen Sie eine Hand oder beide Hände etwas unterhalb des Nabels auf den Bauch. Stellen Sie sich vor – ohne den Atem zu beeinflussen! –, wie beim Einatmen Kraft einströmt, sich unter Ihren Händen sammelt und sich beim Ausatmen im Körper verteilt. Wenn Sie Beschwerden haben, können Sie in Ihren Gedanken die »Atemkraft« gezielt dorthin lenken, wo Sie die Beschwerden verspüren.
Dann »wecken« Sie Ihren Körper: Stellen Sie sich erst einen Moment lang vor, wie Sie die Bewegungen ausführen werden, bevor Sie damit beginnen.

»Hand- und Fußgelenke kreisen«

▶ Lassen Sie Hand- und Fußgelenke ausgiebig kreisen, wobei Sie abwechselnd Ihre Finger spreizen und zur Faust schließen. Machen Sie mit den kreisenden Füßen eine Greifbewegung.
Wirkung: Regt den Kreislauf an und fördert den venösen Rückfluß, beugt Krampfadern vor und verhindert schwere und gestaute Beine.

»Die Füße reiben«

▶ Nehmen Sie Position 1 ein (Seite 22). Stellen Sie die rechte Fußsohle auf den Rücken des linken Fußes und reiben Sie ihn warm, wobei Sie die Innen- und Außenkanten beider Füße soweit wie möglich einbeziehen. Atmen Sie dabei entspannt weiter.
Wirkung: Regt den Kreislauf an und hilft beim Wachwerden.

So werden Sie wach!

»Den Schultergürtel lockern«

▶ Nehmen Sie Position 1 (Seite 22) oder Position 2 ein (Seite 23). Strecken Sie einen Arm locker zur Decke und schieben Sie ihn mehrere Male nach oben, bis das Schulterblatt

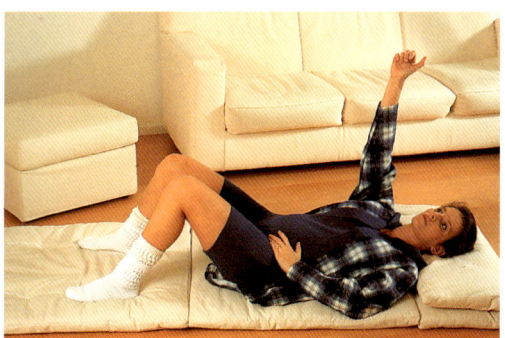

»Den Schultergürtel lockern« sich etwas von der Unterlage abhebt; dabei können Sie die Finger im Wechsel spreizen und zur Faust schließen. Streichen Sie anschließend mit der linken Handfläche über die Außenseite des senkrecht stehenden rechten Arms – von den Fingern bis über die Schulter, dann auf der Innenseite bis über die Achselhöhle. Wiederholen Sie diese Bewegung mehrere Male; dann das Gleiche mit dem anderen Arm.

Wirkung: Lockert den Schultergürtel, unterstützt den venösen Rückfluß und hilft so, Arme und Hände zu entstauen.

»Räkeln und Gähnen«

▶ Danach können Sie sich ausgiebig und bewußt mit dem ganzen Körper »durchräkeln«; erlauben Sie sich ein Gähnen mit weit geöffnetem Mund! Räkeln ist die einfachste und natürlichste Form, um Körper-

spannung zu harmonisieren: Sind wir verspannt, wird auf diese Weise überschüssige Spannung abgebaut; fühlen wir uns »schlapp«, wird mit Räkeln die nötige Spannung aufgebaut. Räkeln Sie sich deshalb im Verlauf des Tages immer wieder zwischendurch einmal – auch im Sitzen und im Stehen. Um gesund und leistungsfähig zu bleiben, brauchen wir den Wechsel von Spannung und Entspannung und die Fähigkeit, den jeweiligen Spannungszustand den unterschiedlichen Erfordernissen des Alltags anzupassen.

Richtig aufstehen

Für das Aufstehen aus dem Liegen sollten Sie sich so früh wie möglich eine bauch- und rückenmuskelschonende Methode angewöhnen, um Rückenschmerzen vorzubeugen und der schwangerschaftsbedingten Veränderung der Bauchmuskeln entgegenzukommen. Die Bauchdecke besteht aus mehreren Muskelschichten mit längs, diagonal und quer verlaufenden Fasern. Die aufrechte Haltung wird durch das Zusammenwirken von Wirbelsäule, Bauch- und Rückenmuskeln

Wichtig: Die Muskeln schonen

Übungen für den Alltag

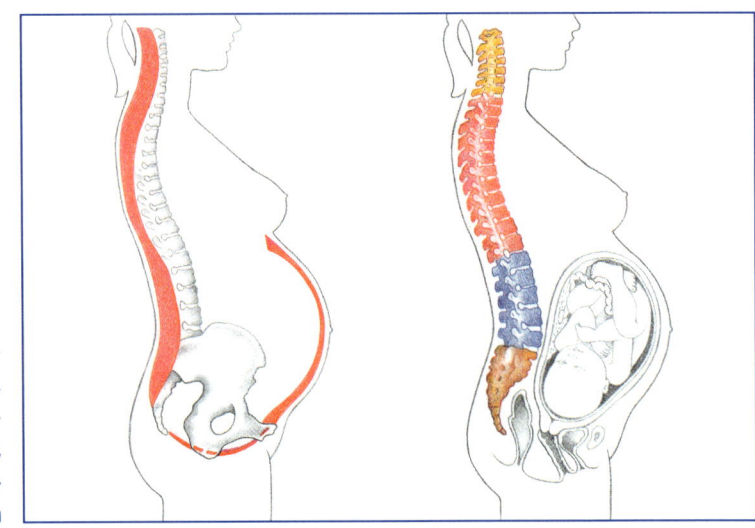

**Rücken-
muskeln,
Bauch-
muskeln,
Becken-
boden**

**Halswirbel-
säule,
Brustwirbel-
säule,
Lenden-
wirbelsäule,
Kreuzbein
und Steiß-
bein,
Enddarm,
Scheide,
Blase**

ermöglicht; die Muskeln des Beckenbodens geben den Organen im Unterleib Halt (linke Grafik).

In der zweiten Schwanger-schaftshälfte verringert sich der natürliche Spannungszustand der Bauchmuskeln; Fasern aus der Mitte der geraden Muskeln verlagern sich weiter nach außen – dadurch ist die Bauch-decke in ihrem mittleren Bereich zwar weniger stabil, aber Ihr Kind bekommt mehr Platz. Eine zu straffe Bauch-decke erhöht zudem den Druck auf die große Hohlvene, die zwischen Gebärmutter und Wirbelsäule liegt, wodurch das »Vena Cava-Syndrom« ge-fördert wird: Dabei vermindert

sich in Rückenlage der Blutfluß durch die große Hohlvene, was zu einer plötzlichen Kreis-laufschwäche und zu Atemnot führt. Durch eine Veränderung der Körperstellung läßt sich dies jedoch schnell wieder normali-sieren.

Man nahm lange Zeit an, daß eine besonders gekräftigte Bauchmuskulatur das Pressen in der Austreibungsphase (Seite 83) erleichtert. Inzwischen ist erwiesen, daß aufrechte Stellungen während der Geburt (Seite 72) und eine entspannte Beckenbodenmuskulatur (Seite 52) für diese Geburts-phase eine weit größere Be-deutung haben als antrainierte kräftige Bauchmuskeln.

Bitte beachten Sie

Alle Bauchmuskelübungen, die aus der Rückenlage mit langem Hebel, also mit gestreckten Beinen und/oder gestrecktem Oberkörper, ausgeführt werden, überlasten die Bauchmuskeln und die Bandscheiben der unteren Lendenwirbelsäule. Diese Übungen sind deshalb nicht nur für die gesamte Schwangerschaft und die Rückbildungszeit (Seite 89), sondern allgemein ungeeignet.
Alle Übungen dagegen, die Haltung und Beckenbeweglichkeit fördern, sprechen auch die Bauchmuskeln in ihrer natürlichen Funktion an und bewirken dadurch eine der Schwangerschaft angemessene Kräftigung.

»Aufstehen aus der Rückenlage«

Auch das Aufrichten aus der Rückenlage führt oft zur Überlastung von Bauchmuskeln und Bandscheiben.
Im folgenden stelle ich Ihnen drei Möglichkeiten vor, wie Sie **Drei** schonend und leicht aufstehen **Varianten** können, dabei Ihren Rücken entlasten und sich beweglich halten. Suchen Sie sich Ihre »Lieblingsmethode« aus und gewöhnen Sie sich diesen Bewegungsablauf möglichst frühzeitig an.

▶ Nehmen Sie Position 1 ein (Seite 22). Heben Sie das Becken leicht an und legen Sie es ein Stück weiter rechts wieder ab **(1)** Dann drehen Sie sich nach links, stützen sich mit beiden Armen vor dem Körper ab und richten sich auf **(2)**. Vergessen Sie dabei nicht, entspannt weiterzuatmen!

»Aufstehen aus der Rückenlage – erste Variante« oben **(1)**, unten **(2)**

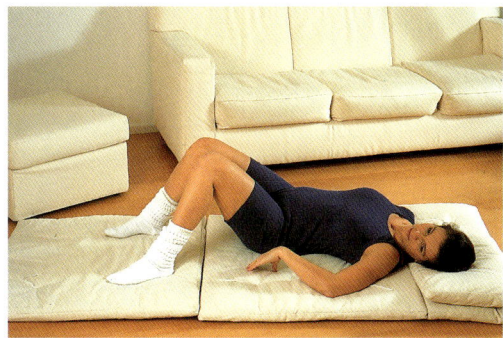

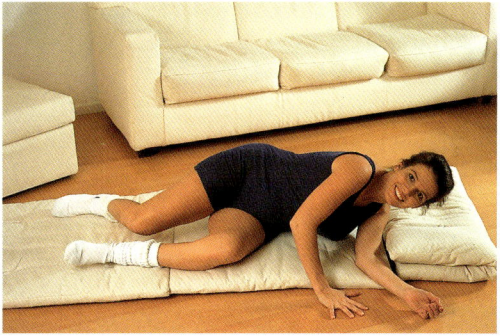

Übungen für den Alltag

▶ Nehmen Sie Position 1 ein (Seite 22) und strecken Sie das linke Bein. Drücken Sie mit dem rechten Fuß sanft in den Boden, bis Sie auf diese Weise eine Körperdrehung nach links auslösen (1), stützen Sie sich mit beiden Armen vor dem Körper ab und richten Sie sich auf (2)

▶ Nehmen Sie Position 2 ein (Seite 23) und ziehen Sie die leicht geöffneten Beine *nacheinander* dicht an den Bauch heran (1). Bewegen Sie beide Beine mit etwas Schwung auf die Seite, über die Sie aufstehen wollen, der Oberkörper rollt dabei mit Unterstützung der Arme über diese Seite zum Sitzen hoch (2). Atmen Sie dabei entspannt weiter!

● Wird diese Variante als Übung mehrfach nach beiden Seiten hin rollend ausgeführt, wirkt sie kreislaufanregend.

Wenn Sie sich schon sehr unbeweglich fühlen, sind die ersten beiden Möglichkeiten des Aufstehens aus dem Liegen besser für Sie geeignet.

»Aufstehen aus der Rückenlage – zweite Variante« oben (1), unten (2)

»Aufstehen aus der Rückenlage – dritte Variante« oben (1), unten (2)

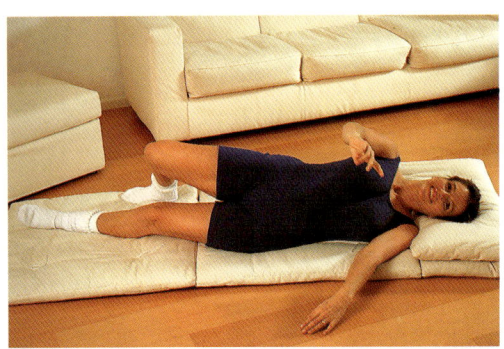

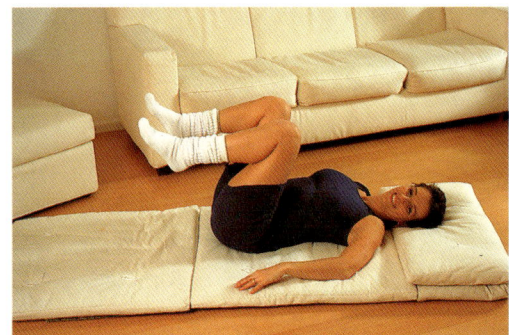

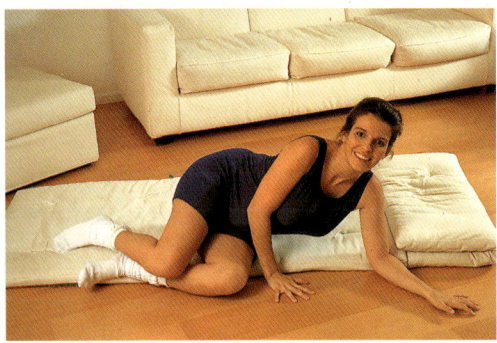

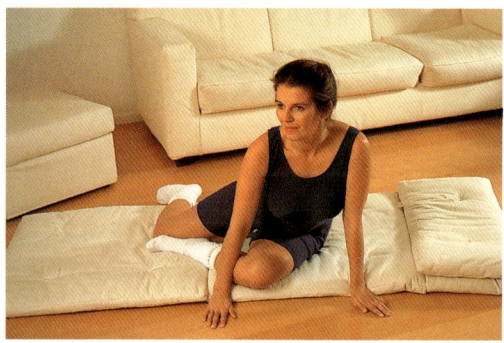

Wenn Sie viel sitzen

Wenn Ihr Beruf bedingt, daß Sie viel sitzen, können Sie während der Schwangerschaft einiges tun, um Rücken und Venen zu entlasten.

So sitzen Sie richtig
● Achten Sie auf die richtige Sitzhöhe und die richtige Sitzhaltung: Ihr Stuhl sollte so hoch sein, daß Sie die Füße mit der ganzen Sohle flach auf dem Boden aufstellen können. Knie und Füße stehen hüftbreit auseinander, die Hüftgelenke sind geringfügig höher als die Kniegelenke.

● Ihr Stuhl sollte leicht gepolstert, aber nicht weich sein.

Das Becken abstützen
● Manchen Frauen nützt ein flaches Keilkissen zum Abstützen des Beckens.

● Vermeiden Sie, die Beine übereinander zu schlagen. Diese Haltung belastet die Venen.

● Legen Sie so oft wie möglich Gehpausen ein, indem Sie etwa beim Telefonieren aufstehen und umhergehen, und machen Sie zwischendurch immer wieder kleine Übungen im Stehen (Seite 34).

● Gönnen Sie sich und Ihrem Baby rechtzeitig lockere Kleidung! Enge Kleidung behindert Ihre Atmung, die Verdauung, den venösen Rückfluß (Seite 26) und fördert Verspannungen, vor allem dann, wenn Sie sitzen.

Machen Sie genügend Pausen!
● Legen Sie immer wieder eine Pause ein und machen Sie zur Entlastung einige der folgenden Übungen.

Übungen im Sitzen

»Tretübung«

Diese Übung fördert die Durchblutung der Beine. Sie kann barfuß oder mit leichten Schuhen ausgeführt werden.

▶ Setzen Sie sich auf die vordere Sitzfläche eines Stuhls. Stellen Sie Knie und Füße hüftbreit auseinander, die Hüftgelenke sind geringfügig höher als die Kniegelenke, die Füße stehen mit der ganzen Sohle auf dem Boden. Gehen Sie mit einem Fuß in den Zehenstand, wobei Sie ihn gleichzeitig kräftig in den Boden drücken. Senken Sie die Ferse wieder. Wiederholen Sie die gleiche Bewegung mit dem anderen Fuß. Treten Sie mehrere Male in zügigem Wechsel!

»Fußkreise«

Auch diese Übung fördert die Durchblutung und lockert die Fußgelenke.

▶ Setzen Sie sich angelehnt, aber aufrecht auf einen Stuhl. Der linke Fuß ist aufgestellt, das rechte Bein ist locker nach vorne weggestreckt (Knie nicht durchdrücken), die Ferse ruht auf dem Boden. Kreisen Sie mit dem rechten Fuß, die Bewegung setzt sich bis ins Bein fort. Wenn Sie zusätzlich die Zehen »greifen« lassen, verstärken Sie die Wirkung.

»Ballspielen«

Diese Übung, für die Sie die Schuhe ausziehen sollten, massiert sanft Ihre Füße und stärkt die Venen.

Fußmassage und Venen-stärkung

● »Ballspielen« können Sie auch im Stehen üben.

▶ Setzen Sie sich angelehnt, aber aufrecht auf einen Stuhl. Legen Sie einen kleinen, nicht zu harten Ball (etwa einen ausgespielten Tennisball), ein fest gewickeltes Wollknäuel, einen Igelball, ein Reis- oder Kirschkernsäckchen (Seite 22) oder auch ein kleines Stück feste Papprolle unter Ihren Fuß und rollen oder spielen Sie damit nach Belieben. Wenn Sie zu kalten Füßen neigen, verstärken Sie die Wirkung, wenn Sie das Reis- oder Kirschkernsäckchen vorher erwärmen.

»Pendelübung«

Die beiden folgenden Übungen – sie gehören zusammen – können Sie leicht »nebenbei« machen; um sie zu erlernen, brauchen Sie allerdings etwas Zeit. Sowohl »Pendelübung« als auch »Sitzbeintanz« kräftigt die Bauchmuskeln auf natürliche Weise, fördert das Bewußtwerden und die Beweglichkeit von Lendenwirbelsäule und Becken und löst dadurch Spannungen im unteren Rücken. Wichtig ist, daß Sie die Übungen mit voller Aufmerksamkeit ausführen.

Gut für zwischen-durch

▶ Setzen Sie sich auf die vordere Sitzfläche eines Stuhls. Stellen Sie Knie und Füße hüftbreit auseinander, die Hüftgelenke sind geringfügig höher als die Kniegelenke, die Füße stehen mit der ganzen Sohle auf dem Boden. Lassen Sie Ihren möglichst geraden Oberkörper einige Male nach vorne und nach hinten pendeln, spüren Sie die Gewichtsverlagerung. Dies hilft Ihnen, sich nun in der Mitte »einzupendeln« und dort aufrecht zu sitzen. Achten Sie darauf, daß Ihr Mund während der Übung entspannt ist und Ihr Atem ungestört weiterfließen kann.

Wichtig: Den Mund entspannen

»Sitzbeintanz«

▶ Wenden Sie Ihre Aufmerksamkeit nun Ihrem Becken und vor allem Ihren Sitzbeinknochen zu (Grafik Seite 50): Kippen Sie Ihr Becken nach vorne, so weit es Ihnen angenehm ist – das heißt, Sie sitzen überwiegend vor Ihren Sitzbeinknochen **(1)**; dabei wird der Lendenbereich etwas »hohl«, der Bauch bekommt viel Platz. Dann kippen Sie das Becken nach hinten, bis Sie hinter den Sitzbeinknochen sitzen; nun ist der Lendenbereich leicht gerundet und der Bauch hat etwas weniger Platz **(2)**. Oberkörper und Kopf bleiben – im Gegensatz zur Pendelübung

Kontrolle durch den Partner

– in der Mitte. (Haltung mit Hilfe eines Spiegels oder Ihres Partners kontrollieren.) Wenn Ihnen die Bewegung vorwärts – rückwärts vertraut ist, können Sie zur seitlichen Bewegung übergehen: Verlagern Sie Ihr Gewicht verstärkt auf einen Sitzbeinknochen und entlasten Sie dadurch den anderen. Der Oberkörper bleibt dabei gerade, der Mundraum entspannt, der Atem fließt weiter. Wiegen Sie das Becken sanft hin und her. Diese beiden Bewegungen können Sie mit etwas Übung zu einem kreisenden »Minibauchtanz« zusammensetzen.

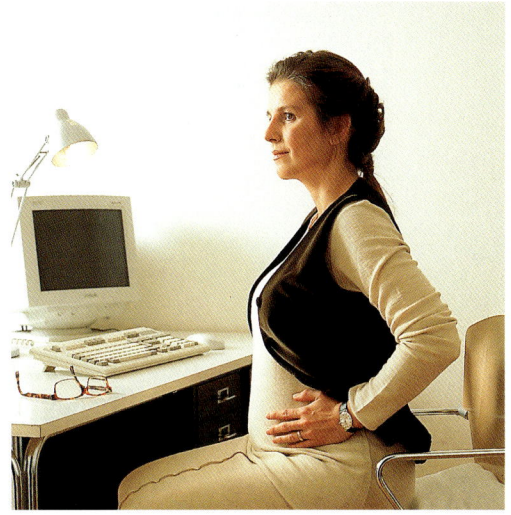

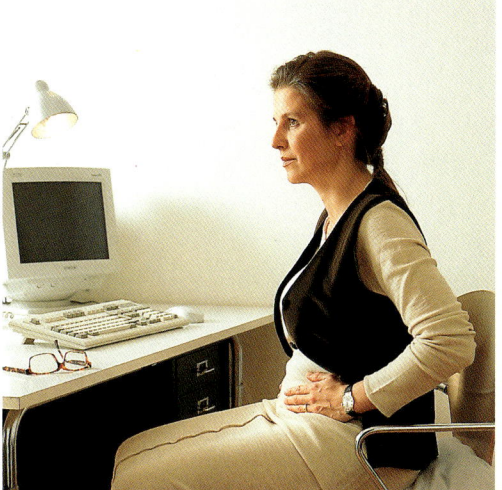

Variante: Sie können den Minibauchtanz auf sanfte Weise auch üben, während Sie auf einem großen Ball sitzen.

»Sitzbeintanz« oben (1), unten (2)

»Flankendehnung«

Diese Übung lockert den Schultergürtel und die seitlichen Brustwände und fördert die Flankenatmung.
● Die »Flankendehnung« können Sie auch im Stehen üben.

▶ Setzen Sie sich auf die vordere Sitzfläche eines Stuhls. Stellen Sie Knie und Füße hüftbreit auseinander, die Hüftgelenke sind geringfügig höher als die Kniegelenke, die Füße

**»Flanken-
dehnung«**

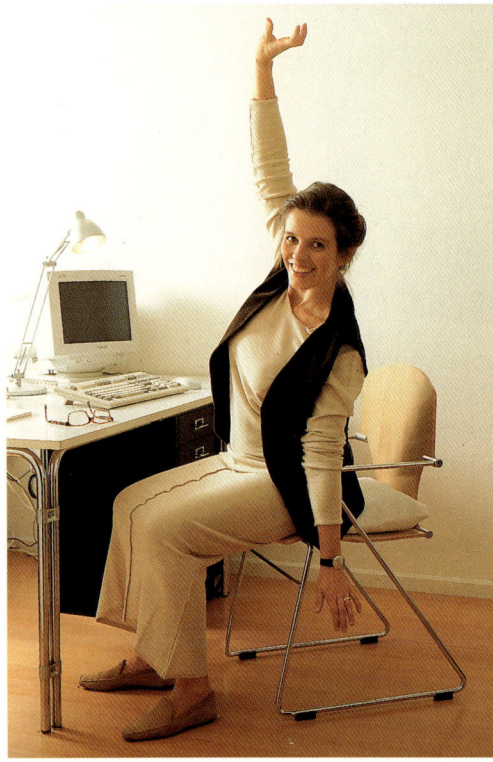

stehen mit der ganzen Sohle auf dem Boden.
Strecken Sie einen Arm beim Einatmen in Richtung Decke, während Sie gleichzeitig den anderen Arm in Richtung Boden strecken. Beim Ausatmen entspannen Sie beide Arme. Machen Sie eine kurze Pause zum Nachspüren, dann wechseln Sie die Seite und wiederholen die Bewegung.

»Schulterkreis«

Diese Übung hilft, den Schultergürtel zu lockern.
● Den »Schulterkreis« können Sie auch im Stehen üben.

▶ Setzen Sie sich auf die vordere Sitzfläche eines Stuhls. Stellen Sie Knie und Füße hüftbreit auseinander, die Hüftgelenke sind geringfügig höher als die Kniegelenke, die Füße stehen mit der ganzen Sohle auf dem Boden.
Bewegen Sie abwechselnd eine Schulter in kleineren und größeren Kreisen, während der Arm so locker wie möglich neben Ihrem Körper hängt oder die Hand auf dem Oberschenkel liegt. Wenn Sie sich außen am Schultergelenk eine Lichtquelle vorstellen, können Sie durch Ihre Schulterbewegung »Lichtkreise« an die Wand malen.

**Lichtkreise
malen**

Richtig bücken, heben, tragen

● Wenn Sie sich bücken, achten Sie darauf, daß Sie die Beine mindestens hüftbreit auseinander stellen oder in Schrittstellung gehen, die Knie beugen und den Rücken möglichst gerade halten; eine Hilfe ist es, sich dabei zusätzlich abzustützen. Sie können beim Bücken auch in die Hocke gehen; so fördern Sie gleichzeitig die Dehnfähigkeit Ihres Beckens.
● Wenn Sie etwas Schweres heben müssen, nehmen Sie die gleiche Stellung ein wie beim Bücken, spannen Sie den Beckenboden etwas an und atmen Sie beim Heben aus. Halten Sie den Gegenstand,

So heben Sie richtig

den Sie heben, möglichst nahe an Ihrem Körper.
● Wenn Sie schwer tragen müssen (etwa eine Einkaufstasche), verteilen Sie das Gewicht möglichst auf beide Arme.

Das Gewicht gleichmäßig verteilen

Wenn Sie viel stehen

Wenn Sie in Ihrem Beruf viel stehen müssen, bedeutet das zusätzliche Gewicht während der Schwangerschaft eine große Belastung.
Nach dem Mutterschutzgesetz muß Ihnen Ihr Arbeitgeber deshalb auch so viele Sitzpausen ermöglichen, wie Sie brauchen, um sich zu erholen.
● Achten Sie darüber hinaus auf bequeme, gut sitzende, luftdurchlässige Schuhe mit flachem Absatz, wenn nötig mit Fußbett.
● Wenn Sie ein- oder zweimal täglich die Schuhe wechseln, bekommen die Füße etwas »Abwechslung« und ermüden dadurch weniger schnell.
● Laufen Sie zur Entspannung gelegentlich barfuß.
● Wenn Sie zu gestauten Beinen oder Krampfadern neigen, sind stützende Strumpfhosen sehr zu empfehlen.

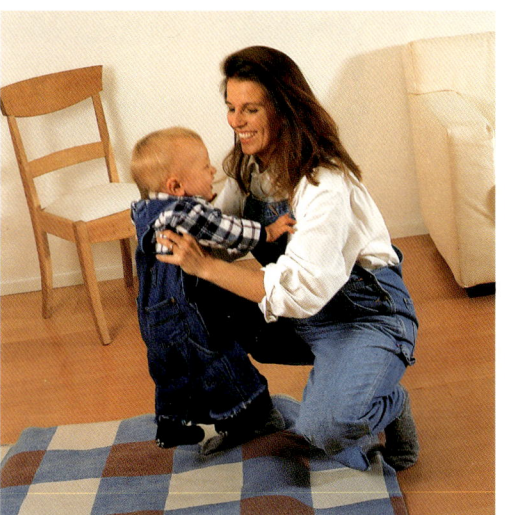

Vorsorge bei Krampfadern

● Wenn Krampfadern sich bereits entwickelt haben, kann Ihnen Ihr Arzt speziell angepaßte Gummistrümpfe verschreiben. Sie sollten sie morgens entweder noch im Bett oder nach kurzer Hochlagerung der Beine anziehen; die erweiterten Venen sind dann noch nicht so gefüllt.

● Wenn es nicht Ihre erste Schwangerschaft ist und Sie ein sehr weiches Bindegewebe haben, bereitet die Lockerung der Bänder von Schambeinfuge oder Kreuzbein manchmal Schmerzen. Wenn die folgenden Beckenübungen keine ausreichende Besserung bewirken, kann Ihnen eine passive Unterstützung durch ein Schwangerschaftsmieder in Zeiten größerer körperlicher Belastung helfen. Sprechen Sie über diese Beschwerden bitte mit Ihrem Arzt.

Spannungen immer wieder lösen

● Durchgedrückte Knie führen zu Verspannungen in Bauch und Rücken und erschweren das Atmen. Denken Sie deshalb möglichst oft daran, die Spannung in den Kniegelenken immer wieder zu lösen.

● Machen Sie zur Entlastung immer wieder einige der folgenden Übungen.

Übungen im Stehen

»Tretübung«

Diese Übung fördert den venösen Rückfluß, lockert die Fußgelenke und kräftigt die Fußmuskeln.

▶ Stellen Sie sich aufrecht hin, die Füße nebeneinander. Der linke Fuß steht mit der ganzen Sohle auf dem Boden, der rechte Fuß auf den Zehenspitzen, das rechte Knie ist leicht gebeugt. Gehen Sie nun auch mit dem linken Fuß in den Zehenstand, senken Sie gleich darauf den rechten Fuß auf den Boden, dabei beugt sich das linke Knie. Treten Sie mehrere Male in zügigem Wechsel.

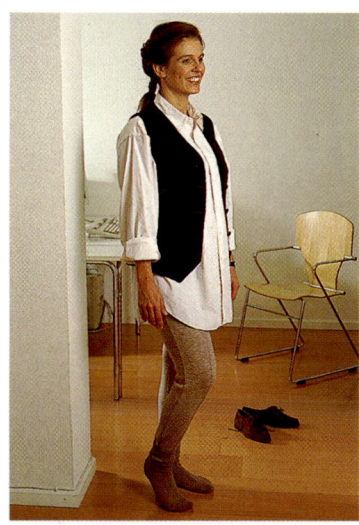

»Tretübung«

»Kreuzbeinübung«

Diese Übung entlastet Kreuzbein und Lendenwirbelsäule,
macht das Becken und den
unteren Rücken beweglich und
kräftigt die Bauchmuskeln.
● Sie brauchen dafür einen
Gymnastikball, einen Tennis-
oder Igelball oder ein großes, erwärmtes Reissäckchen (Seite 21).

▶ Stellen Sie sich mit etwa
einer Fußlänge Abstand mit
dem Rücken zu einer Wand.
Die Füße stehen etwas mehr als
hüftbreit auseinander, die Knie
sind leicht gebeugt. Legen Sie
den Ball/das Säckchen zwischen
Ihr Kreuzbein und die Wand,
lassen Sie den Rücken dabei
aufgerichtet. Bewegen Sie

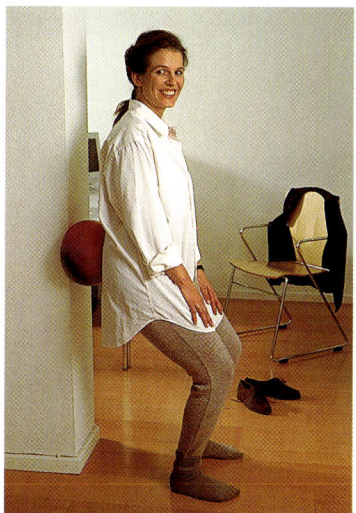

»Kreuzbein-
übung«

Ihr Kreuzbein sanft auf dem
Ball/Säckchen hin und her, wie
es Ihnen gut tut, lehnen Sie
sich dabei aber nicht an der
Wand an. Stellen Sie sich dabei
Ihr Steißbein zum »Schwänz-
chen« verlängert vor, das sich
vor- und zurückbewegen kann.
Entspannen Sie während der
Übung den Mundraum, lassen
Sie den Atem ungestört fließen.
Variante: Legen Sie den Ball/das
Säckchen zwischen Brustwirbel-
säule und Wand, bringen
Sie ihn/es durch spielerische
Rücken- und Beckenbewegun-
gen etwas ins Rollen.

**Den Atem
fließen
lassen**

»Haltung an der Wand«

Diese Übung kräftigt die Ober-
schenkel- und die Bauchmuskeln und fördert die Beweglichkeit des Beckens. Sie bereitet die
»Haltungserfahrung im Alltag«
(Seite 36) vor.

▶ Stellen Sie sich mit etwa
einer Fußlänge Abstand mit
dem Rücken zu einer Wand, die
Füße stehen hüftbreit auseinander. Lehnen Sie sich an der
Wand an. Drücken Sie zunächst
die Knie kräftig durch, während
Sie Ihren Bauch locker lassen.
Sie werden spüren, wie Ihr
Rücken im Bereich des Kreuz-
beins und der Brustwirbelsäule
die Wand berührt und sich

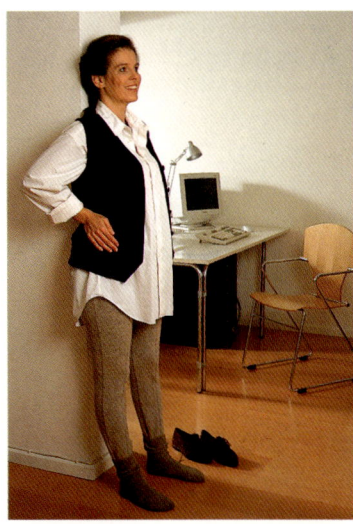

»Haltung an der Wand« (1)

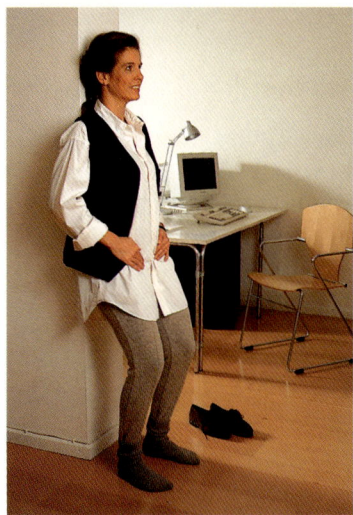

»Haltung an der Wand« (2)

den Lendenbereich, der zuvor »hohl« war, vollständig der Wand anschmiegen, die obere Wirbelsäule bleibt dabei aufgerichtet **(2)**. Wiederholen Sie diese Bewegungen mehrere Male im Wechsel. Spüren Sie, wie sich die Stellung Ihres Beckens und Ihres Rückens an der Wand verändert.

»Haltungserfahrung im Alltag«

Die Pendelbewegung, die Sie in der folgenden Übung kennenlernen, hilft Ihnen, Ihr inneres und äußeres Gleichgewicht zu finden; die Beckenbewegung baut Rückenspannungen ab und ermöglicht Ihnen eine gute Haltung.
Wenn Ihnen die Beweglichkeit Ihres Beckens durch den Kontakt zur Wand vertraut ist, wie Sie es in »Haltung an der Wand« geübt haben, wird Ihnen diese Übung nicht mehr schwerfallen; sie braucht jedoch am Anfang etwas Zeit und Ihre volle Aufmerksamkeit. Am besten, Sie üben zunächst ohne Schuhe.

Die innere und äußere Balance finden

dazwischen ein Hohlkreuz bildet **(1)**. Nun lassen Sie die Knie locker, bis sie leicht gebeugt sind und das Becken dadurch ein wenig tiefer rutscht. In dieser Stellung können Sie

▶ Stellen Sie sich aufrecht hin, die Füße stehen hüftbreit auseinander, Fußspitzen nach vorn, die Knie sind entspannt. Pendeln Sie sich ein, indem Sie sich auf Ihre Füße konzentrieren, auf den Bodenkontakt von Ferse, Außenkante, Vorfuß, Zehen, und stellen Sie sich vor, im Boden Wurzeln zu schlagen, die bis tief in die Erde hinein-reichen und Sie verankern. Dann beginnen Sie, mit dem Körper sehr sachte vor und zurück zu schwingen; wenn Sie sicherer werden, vergrößern Sie die Bewegung etwas. Stellen Sie sich eine Bambuspflanze vor, die sich elastisch wiegt und gerade deshalb so stabil ist. Versuchen Sie, mit diesem Bild in eine aufrechte Haltung zu kommen, die so wenig Spannung wie möglich erfordert. Achten Sie vor allem darauf, daß Beine, Bauch und Mundraum entspannt sind, lassen Sie den Atem frei fließen.

Elastizität und Stabilität

Wenn Sie sich in der Mitte eingependelt haben, erinnern Sie sich an Ihre Erfahrung mit der »Haltung an der Wand« (Seite 35): Drücken Sie die Knie durch, gehen Sie kurz ins »Hohlkreuz« und strecken Sie den Bauch heraus **(1)**. Dann geben Sie den Knien wieder etwas Spielraum und lassen das Becken zurücksinken, als ob Sie sich in Ihr eigenes Becken »hineinsetzen« wollten **(2)**. Achten Sie darauf, daß der Oberkörper dabei aufgerichtet bleibt! Wechseln Sie ein paarmal zwischen den Bewegungen hin und her und versuchen Sie dann, eine für Sie bequeme Mittelstellung zu finden. Vergessen Sie auch jetzt nicht, entspannt weiterzuatmen.

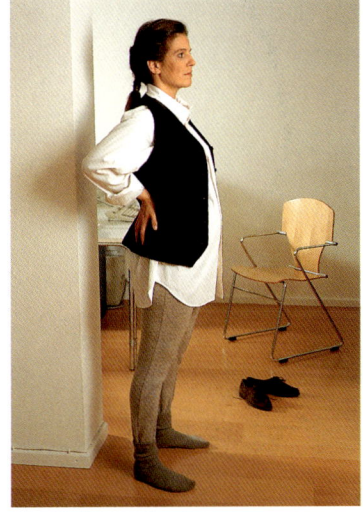

»Haltungserfahrung im Alltag« (1)

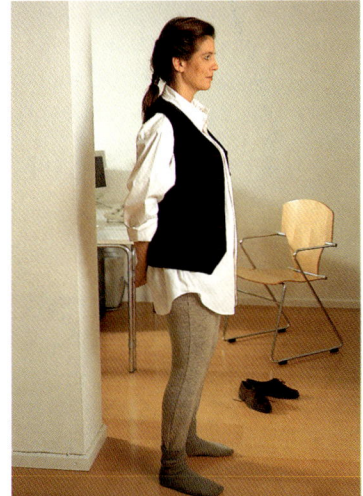

»Haltungserfahrung im Alltag« (2)

Weitere Übungen für zwischendurch

Auch diese Übungen, die Sie in kleinen Pausen immer wieder zwischendurch machen kön-nen, sollen dazu beitragen, daß Sie sich wohl fühlen, beweglich bleiben und Ihre Schwanger-schaft möglichst beschwerdefrei erleben können.

»Gleitbewegung der Arme«

Mit dieser Übung wird der Schultergürtel gelockert.

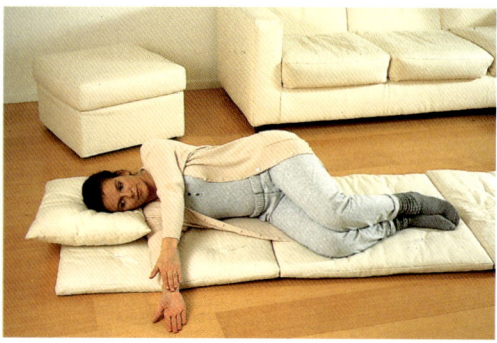

»Gleit-bewegung der Arme« ▶ Nehmen Sie Position 4 ein (Seite 23). Beide Arme liegen ausgestreckt auf der Unterlage, die Handflächen liegen auf-einander. Lassen Sie Ihren oberen Arm auf dem unteren wie auf einer Schiene vor- und zurückgleiten, lassen Sie ihn dabei locker gestreckt. Die obere Schulter bewegt sich da-

durch ebenfalls vor und zurück. Legen Sie sich dann auf die andere Seite, wiederholen Sie die Bewegung mit dem anderen Arm.

»Drehübung in Seitlage«

Diese Übung streckt die Brust-wirbelsäule, lockert den Schul-tergürtel sowie Hals- und Nackenmuskeln, wirkt atem-anregend und schafft das Gefühl, »mehr Platz« in Brust und Bauch zu haben.

▶ Nehmen Sie Position 4 ein (Seite 23). Beide Arme liegen ausgestreckt auf der Unterlage, die Handflächen aufeinander. Beschreiben Sie mit dem oberen Arm einen Bogen nach hinten, der Oberkörper dreht sich dabei so weit wie möglich in Rich-tung Unterlage, der Kopf dreht sich so, daß Sie der Hand nach-schauen können, das Becken bleibt auf der Seite liegen. Sie

»Drehübung in Seitlage«

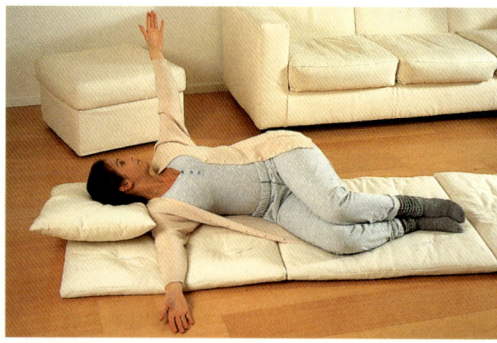

können jetzt entweder eine Zeitlang so liegen bleiben, wenn Ihnen die Dehnstellung angenehm ist, oder einige Male den Arm im Bogen vor und zurück bewegen. Legen Sie sich dann auf die andere Seite, wiederholen Sie die Bewegung mit dem anderen Arm.

»Rollübung mit dem Ball«

»Rollübung mit dem Ball«

Diese Übung entlastet den Rücken und aktiviert die Bauchmuskeln, die Variante dient der Venenpflege und der Entstauung Ihrer Beine.

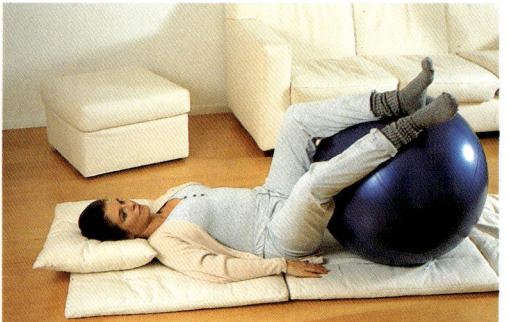

● Wenden Sie die Übung bitte nicht mehr an, wenn Sie gegen Ende der Schwangerschaft in der Rückenlage Atemnot bekommen (Vena-Cava-Syndrom, Seite 26).

▶ Sie liegen auf dem Rücken (Seite 23) und legen die Beine leicht geöffnet auf einen gro-

ßen Ball. Rollen Sie ihn zunächst mit sehr kleinen – wenn es Ihnen angenehm ist, auch mit etwas größeren – Bewegungen hin und her, indem Sie die Beine nach rechts und links schaukeln lassen.
Rollen Sie den Ball jetzt auch vor und zurück, wobei sich Becken und unterer Rücken beim Vorrollen von alleine etwas abheben und beim Zurückrollen dem Boden wieder anschmiegen.
Variante: Legen Sie die Unterschenkel auf den Ball oder auf ein Polster (40 bis 50 cm hoch), kreisen Sie mit Ihren Füßen und machen Sie dabei Greifbewegungen mit den Zehen.

»Knie-Ellbogenlage«

Diese Übung bewirkt eine Entlastung und Entstauung des Beckenbereichs; sie ist vor allem dann hilfreich, wenn Sie oft das Gefühl haben, »alles drückt

»Knie-Ellenbogenlage«

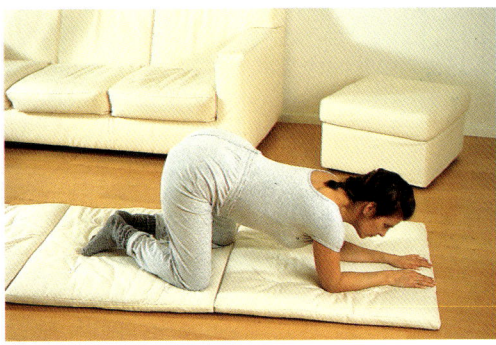

nach unten«, sowie bei Hämorrhoiden oder Krampfadern in der Scheide.

▶ Gehen Sie auf »alle viere«, die Knie sind leicht geöffnet, und stützen Sie sich mit den Unterarmen auf dem Boden ab. Lassen Sie Ihr Becken nach Belieben sich wiegend, schwingend und kreisend bewegen.

»Vierfüßlerstand«

Entspannt und kräftigt zugleich Diese Übung entspannt und kräftigt die Bauch- und Rückenmuskeln, fördert die Durchblutung der Gebärmutter und die Beweglichkeit des Beckens.

▶ Gehen Sie auf »alle viere«, die Knie sind leicht geöffnet, und stützen Sie sich mit möglichst wenig Gewicht auf den Händen ab; halten Sie die Arme senkrecht, ohne daß die Ellbogen ganz durchgestreckt sind. In dieser Ausgangsstellung können Sie die vielfältigen Bewegungsmöglichkeiten der Wirbelsäule erkunden, einschließlich Becken, Schultern und Kopf. Lassen Sie Ihren Mund dabei locker.
Stellen Sie sich dann Ihr Steißbein zum Schwänzchen verlängert vor, das Sie nach oben strecken können, wodurch die Lenden- und die Brustwirbel-

säule langsam nach unten durchsinken, während der Kopf sich nach oben bewegt **(1)**. Wenn Sie das Steißbein sinken lassen und sich vorstellen, es zwischen den Beinen einzuziehen, heben sich Kreuzbein, Lendenwirbelsäule und die untere Hälfte der Brustwirbelsäule, während der Kopf nach unten sinkt **(2)**; wenn Sie ihn kurz völlig hängen lassen, entspannen sich die Hals- und Nackenmuskeln. Wiederholen Sie die Übung je nach Wohlbefinden.

»Vierfüßlerstand« oben (1), unten (2)

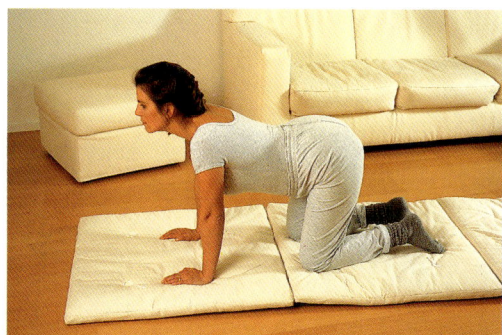

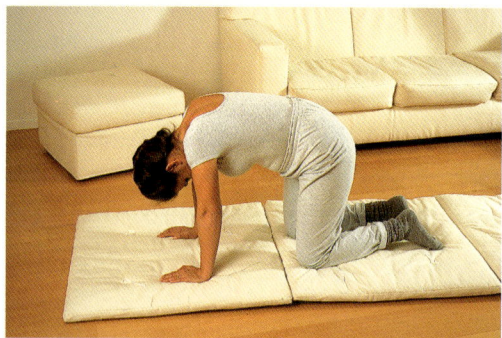

So liegen Sie gut

In den letzten Schwanger-
schaftsmonaten werden beque-
mes Liegen und guter Schlaf
oft zum Problem. Es gibt jedoch
einige Hilfen:
● In der Schwangerschaft ist
eine elastische, nicht zu harte
Unterlage oft angenehm.
Manchmal hilft schon ein
weiches Unterbett.
● Legen Sie sich in der Rückenlage eine weiche Schaumstoffrolle unter die Knie, das entlastet Rücken und Bauchdecke
(wie Ausgangsstellung 2,
Seite 23). Bei Venenproblemen
ist eine Polsterfläche (20 bis
30 cm hoch), auf der die Unterschenkel aufliegen, günstiger.
● Wenn Sie die Seitlage bevorzugen, sind Ausgangsstellung 4
oder 5 (Seite 23) geeignet. Das
Kopfkissen sollte so hoch sein,
daß die Halswirbelsäule weder
nach oben noch nach unten
gebogen ist.
● Mit einem Lagerungskissen
(Bezugsnachweis Seite 94)
können Sie beim Schlafen eine
stabile Seitlage optimal abstützen (1). Später leistet es als
Stillkissen gute Dienste.
● Dieses Lagerungskissen kann
zu einem Kreis gelegt werden,
in dem Ihr Bauch Platz findet (2). Stützen Sie den Kopf
auf einem Kissen ab.

● Wenn Sie trotz guter Lagerung schlecht einschlafen oder
häufig aufwachen: Haben Sie
sich genügend bewegt? Ein
abendlicher Spaziergang an
frischer Luft hilft Ihnen, besser
einzuschlafen.
● Sind Sie nervlich sehr angespannt? Nehmen Sie sich möglichst regelmäßig abends ein
paar Minuten Zeit für eine
Entspannungsübung (Seite 46);
die Auswahl ist groß.
● Eine kurze Massage, vor
allem der Füße (Seite 59), wirkt
oft Wunder!

**Seitlage
(oben),
Bauchlage
(unten)**

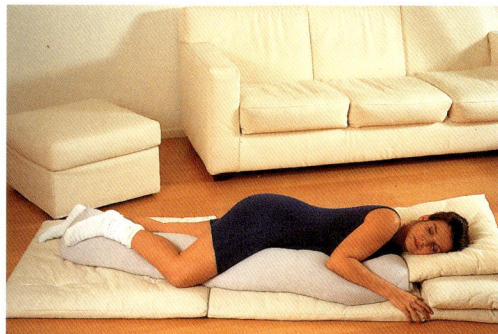

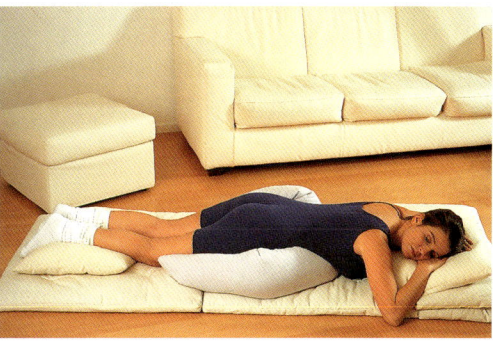

Übungen zur Geburtsvorbereitung

Die Vorbereitung auf eine natürliche Geburt, wie ich sie Ihnen im folgenden vorstelle, zeigt Ihnen:

Für alle Phasen der Geburt

● wie Sie in der Schwangerschaft mit einfachen Übungen für Entspannung, Atem- und Körpererfahrung (Seite 44) den Kontakt zu sich selbst und zu Ihrem Baby fördern können. Bei der Geburt, während der Wehen und in den Wehenpausen, werden Ihnen diese Erfahrungen helfen, sich zu entspannen und neue Kraft zu schöpfen.

● welche Möglichkeiten Ihr Partner oder ein anderer Ihnen vertrauter Mensch hat (Seite 56), Sie während der Schwangerschaft und bei der Geburt körperlich und seelisch wirksam zu unterstützen.

● wie Sie die verschiedenen Geburtsphasen durch Ihre Atmung erleichtern können (Seite 62 und 64).

● welche Geburtsstellungen Ihnen in den jeweiligen Geburtsphasen zur Verfügung stehen (Seite 65 und 69).

So üben Sie richtig

● Mit den Übungen zur Entspannung, Atem- und Körpererfahrung (Seite 44) sollten Sie in der Schwangerschaft so früh wie möglich beginnen – je vertrauter sie Ihnen sind, desto besser helfen sie auch.

● Die Vorbereitung auf die drei Geburtsphasen (Seite 62) ist vor allem für das letzte Schwangerschaftsdrittel geeignet. Bis dahin zeigen die meisten Frauen nur wenig Bereitschaft, sich konkret auf die Geburt – auf das Loslassen des Babys – vorzubereiten; ihre ganze Energie ist zuvor sinnvollerweise darauf gerichtet, die Schwangerschaft zu schützen und zu bewahren. Spüren Sie nach, wann bei Ihnen der Zeitpunkt kommt, mit der gezielten Geburtsvorbereitung zu beginnen.

● Alle Übungen sind sinnvoll. Wenn Sie aber »Lieblingsübungen« haben, bleiben Sie Ihnen ruhig »treu«. Wichtig ist es, regelmäßig, wenn möglich täglich (etwa vor dem Einschlafen) einige Minuten zu üben.

Alle Übungen sind sinnvoll!

Zeit nehmen zum Üben

● Nehmen Sie sich genügend Zeit für Ihre Übungen; sorgen Sie dafür, daß Sie dabei möglichst ungestört bleiben.
● Wählen Sie zum Üben lockere Kleidung aus Naturfasern und warme Socken (keine Turnschuhe).
● Sorgen Sie für frische Luft und eine angenehme Raumtemperatur – Sie sollen dabei weder frieren noch schwitzen.
● Musik kann eine große Hilfe sein, um sich zu entspannen. Wählen Sie Ihre Lieblingsmusik, wechseln Sie die Stücke aber nicht allzu oft. Diese vertrauten Klänge können später auch bei der Geburt sehr hilfreich für die Entspannung sein.

Bitte beachten Sie

Alle Übungen sind grundsätzlich dann erlaubt, wenn Sie sich während und nach der Übung wohl fühlen.
Einige wenige Übungen, zu ihnen gehören die »Beckendehnung« (Seite 54) und die »Bauch- und Oberschenkelmassage« (Seite 58), dürfen Sie bei Gefahr einer Frühgeburt bis zur 37. Schwangerschaftswoche nur mit ausdrücklichem Einverständnis Ihres(r) Arztes/Ärztin ausführen. Danach dürfen Sie alle Übungen uneingeschränkt machen, soweit keine anderen gesundheitlichen Einschränkungen bestehen. Sprechen Sie bei dem geringsten Zweifel bitte mit Ihrem(r) Arzt/Ärztin oder Ihrer Hebamme, ob die Übungen für Sie geeignet sind. – Zur Sicherheit habe ich auf die Einschränkungen bei den jeweiligen Übungen noch einmal gesondert hingewiesen.

Lernen Sie schon in der Schwangerschaft, die Signale Ihres Körpers wahrzunehmen und nehmen Sie sie ernst. Sie allein können spüren, welche Übung Ihnen zu welcher Zeit und in welcher »Dosierung« gut tut! Lernen Sie, achtsam und behutsam mit sich umzugehen. So können Sie sich auf eine bewußte, selbstbestimmte und erfüllende Geburtserfahrung vorbereiten – und auf das Leben mit Ihrem Baby.
Und: Haben Sie beim Üben etwas Geduld! Die Wahrnehmung für Ihren Körper wird sich Schritt für Schritt verfeinern. Das wird Ihnen helfen, mit Ihren körperlichen Veränderungen besser zurechtzukommen, und schafft gute Voraussetzungen für die Geburt.

Auf die Signale des Körpers achten

Entspannung, Atem- und Körpererfahrung

Kraft und Vertrauen sind notwendig

Um ein Kind zu gebären, ist viel körperliche und seelische Kraft nötig, ebenso das Vertrauen, körperlich und seelisch auch wirklich loslassen zu können. Erst wenn dieses innere Loslassen möglich wird, können sich die Kräfte, die Sie für die Geburt brauchen, ungestört und voll entfalten.

● Weil Körper und Seele eng miteinander verbunden sind, gehören Entspannungsübungen grundlegend zur Geburtsvorbereitung – vor allem in der heutigen Zeit, in der uns häufig wenig Raum für wirkliches inneres und äußeres Loslassen bleibt, sind sie besonders wichtig.

● Ein stilles, tiefes Einfühlen in Atembewegung und Atemraum, das auch Grundlage vieler Meditationsformen ist, wird Ihnen während Schwangerschaft und Geburt helfen, in Kontakt mit sich und Ihrem Kind zu bleiben.

Frauen, die gelernt haben, ihren Atem bewußt einzusetzen, erfahren die Geburt ihres Kindes meist als positives, zutiefst bewegendes und bereicherndes Ereignis.

Die Atemräume erkunden

Atem ist unser Lebenselixier; über das Einatmen nehmen wir frischen Sauerstoff auf, über das Ausatmen geben wir verbrauchte Luft wieder ab. Während Kinder noch selbstverständlich tief und entspannt atmen, haben die meisten Erwachsenen verlernt, den Atem ungehindert in alle Atemräume fließen zu lassen.

Die folgenden Übungen sollen Ihnen ermöglichen, mit Ihrem Atem Verbindung aufzunehmen und Vertrauen in Ihre Atemräume zu entwickeln. Dann werden Sie diese Erfahrungen als wichtige Unterstützung für die Wehenatmung (Seite 62 und 64) nutzen können, die Sie bei der Geburt brauchen.

»Den Bauchraum erfahren«

▶ Wählen Sie von den Ausgangsstellungen auf Seite 22 und 23 diejenige, die Ihnen am angenehmsten ist. Streichen Sie mit den Händen sanft über Ihren »Babybauch«, nehmen Sie auf diese Weise Kontakt zu sich und Ihrem Baby auf. Durch die liebevolle Berührung werden sich die Muskeln entspannen und so Ihrer Atembewegung mehr Raum geben. Legen

Den Kontakt zum Baby herstellen

Sie dann Ihre Hände entspannt an verschiedenen Stellen auf Ihren Bauch und spüren Sie das Auf und Ab des Atems. Lassen Sie sich Zeit – es geht nur um das stille Wahrnehmen und nicht darum, etwas zu verändern.

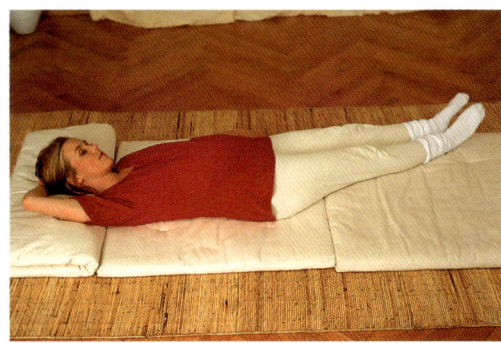

»Den Brustraum erfahren«

▶ Setzen Sie sich auf einen bequemen Stuhl mit Rückenlehne oder auf den Boden in den Schneidersitz.
Streichen Sie den oberen Brustraum jeweils mit einer Hand sanft von der Mitte nach außen aus und vibrieren Sie mit den Fingerspitzen auf dem Brustbein. Legen Sie nun eine Hand auf diese Stelle, um die Atembewegung wahrzunehmen.

»Die Körperseiten erfahren«

Wenn Ihr Bauch sich schon zu eng anfühlt, werden Sie nach der folgenden Übung das Gefühl bekommen, mehr »Platz« zu haben.

Wichtig: ● Wenden Sie diese Übung bitte nicht mehr an, wenn Sie in Rückenlage Atemnot bekommen (Vena-Cava-Syndrom, Seite 26). Die »Drehübung in Seitlage« (Seite 38) hat eine ähnliche Wirkung und ist dann besser geeignet.

▶ Nehmen Sie Position 2 (Seite 23) ein. Legen Sie Beine, Oberkörper und Kopf etwas nach links, den rechten Arm neben oder unter den Kopf. So entsteht eine deutliche Dehnung auf der rechten Körperseite. Atmen Sie dabei bitte entspannt weiter. In dieser Haltung können Sie – während der Übung und danach – den Atem, der in beide Flankenseiten geht, deutlicher spüren. Danach dehnen Sie die andere Seite.

»Die Körperseiten erfahren«

»Den Rücken erfahren«

▶ Kauern Sie sich als »kleines Päckchen« mit leicht geöffneten Knien auf eine bequeme Unterlage auf den Boden (Foto Seite 46). Stützen Sie dabei den Kopf mit den Händen ab und atmen Sie entspannt ein und aus. In dieser Haltung können Sie die Atembewegung in Ihrem Rücken deutlich spüren.

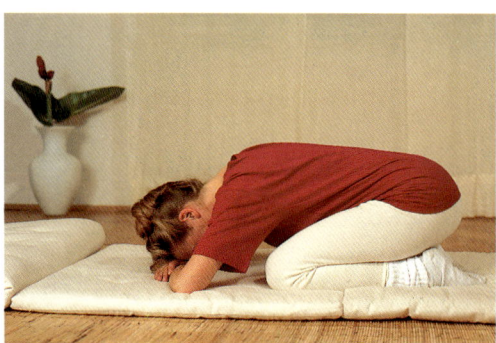

»Den Rücken erfahren«

Durch Spannung zur Entspannung

Je besser Sie sich bei der Geburt entspannen können, desto leichter werden Sie die Wehen verarbeiten können und desto besser können Sie in jeder Wehenpause Ihre Kräfte zurückgewinnen.

Oft sind wir durch unsere Alltagsbelastungen an einen Dauerspannungszustand so sehr gewöhnt, daß wir ihn gar nicht mehr als Anspannung wahrnehmen und ihn deshalb auch nicht verändern können. Mit den beiden folgenden einfachen Übungen lernen Sie, durch bewußte Muskelanspannung zu bewußter Entspannung zu finden. Mit etwas Erfahrung werden Sie sich nach diesen beiden Übungen im ganzen Körper deutlich entspannter fühlen.

Wenn Sie lernen, diesen gelösten Zustand aktiv herbeizuführen, wird Ihnen diese Erfahrung helfen, sich bei der Geburt während der Wehen zu entspannen und in den Wehenpausen gut zu erholen.

● Die Übungen sind auch dann gut geeignet, wenn Sie einen Teil der Schwangerschaft liegend oder mit strenger Schonung verbringen müssen. Auch außerhalb der Schwangerschaft können sie eine gute Hilfe sein, um im Alltag immer wieder Spannung abzubauen.

»Anspannung – Entspannung in Rückenlage«

▶ Nehmen Sie Position 2 oder Position 3 ein (Seite 23). Spannen Sie nacheinander einzelne Bereiche Ihres Körpers etwa drei Sekunden lang an, um sie anschließend so gut wie möglich zu entspannen. Bevor Sie zum jeweils nächsten Übungsabschnitt übergehen, lassen Sie sich ausreichend Zeit für eine Ruhephase und beobachten Sie Ihren Atem.

Den Atem beobachten

● Krallen Sie die Zehen ein und drehen Sie die Füße nach innen.

● Drücken Sie die Fersen fest in die Unterlage.

● Ziehen Sie Unterbauch, Pomuskeln und Schließmuskeln zusammen.

- Heben Sie die Arme kurz an und pressen Sie die Handflächen zusammen.

Anspannen, entspannen

- Ballen Sie die Hände zu Fäusten.
- Drücken Sie die Arme in den Boden.
- Drücken Sie den Kopf leicht in das Kissen (nicht ruckartig!).
- Runzeln Sie die Stirn und schließen Sie die Augen fest.
- Beißen Sie die Zähne zusammen, drücken Sie die Zunge an den Gaumen, pressen Sie die Lippen zusammen.

- Ballen Sie die Hände zu Fäusten.
- Legen Sie die Arme aufeinander, drücken Sie die Unterarme zusammen.

Wichtig: Den Atem beobachten

- Drücken Sie den Kopf leicht in das Kissen (nicht ruckartig!).
- Heben Sie den Kopf geringfügig an.
- Runzeln Sie die Stirn und schließen Sie die Augen fest.
- Beißen Sie die Zähne zusammen, drücken Sie die Zunge an den Gaumen, pressen Sie die Lippen zusammen.

»Anspannung – Entspannung in Seitlage«

▶ Nehmen Sie Position 4 oder Position 5 ein (Seite 23). Spannen Sie nacheinander einzelne Bereiche Ihres Körpers etwa drei Sekunden lang an, um sie anschließend so gut wie möglich zu entspannen. Bevor Sie zum jeweils nächsten Übungsabschnitt übergehen, lassen Sie sich ausreichend Zeit für eine Ruhephase und beobachten Sie Ihren Atem.

Nehmen Sie sich Zeit

- Krallen Sie die Zehen ein und drehen Sie die Füße nach innen.
- Drücken Sie Oberschenkel und Knie zusammen.
- Ziehen Sie Unterbauch, Pomuskeln und Schließmuskeln zusammen.

Vermutlich haben Sie die Anspannung mit angehaltenem Atem ausgeführt und dafür in der Entspannungsphase vertieft weitergeatmet – so ist der Kontrast zwischen Spannung und Entspannung am deutlichsten zu spüren.

Wenn Ihnen die Übungen und ihre Wirkung vertraut sind, können Sie versuchen, die Anspannung auch während des Ausatmens zu üben. Der Kontrast zwischen Anspannung und Entspannung ist dann zwar nicht so deutlich, aber Sie lernen, trotz der Anspannung auszuatmen und das vertiefte Einatmen im Anschluß daran zuzulassen – zwei grundlegende Erfahrungen, die Ihnen bei dem »Veratmen« der Wehen (Seite 62 und 64) helfen.

Besonders wichtig für die Geburt

Reise durch den Körper

Die »Reise durch den Körper« baut auf den beiden vorangegangenen Übungen auf, verbindet und erweitert sie. Diese **Hilfe bei der Entspannung** Übung ist eine weitere wichtige Hilfe, damit Sie sich während der Wehen entspannen und in den Pausen dazwischen erholen können.

Wenn Sie etwas Erfahrung mit der »inneren Reise« gewonnen haben, wird sie Ihnen helfen, den Kontakt zu sich selbst und zu Ihrem Kind zu vertiefen. Viele Frauen bekommen auf diese Weise ein deutlicheres Gespür dafür, was ihnen und ihrem Kind gut tut, und entwickeln so ihre eigene »Autorität«: In der Zeit der Schwangerschaft, während der Geburt und auch danach wird es wahrscheinlich manche Situationen geben, in denen Ihr »Kopf« oder Ihre Umgebung vielleicht Standpunkte vertritt, die Ihrem Gefühl entgegenstehen; so kann eine belastende Spannung entstehen.

Die »innere Reise« ist zwar kein Patentrezept, um jeden Zwiespalt aufzulösen, doch kann ein »Innenkontakt«, wie Sie ihn in dieser Übung kennenlernen, dabei helfen, sorgsam abzuwägen und dann klare Entscheidungen zu fällen.

Sorgen Sie vor allem bei dieser Übung dafür, daß Sie möglichst einige Minuten ungestört sind. Wenn Sie dennoch beim Üben von außen abgelenkt werden sollten oder störende Gedanken auftauchen, können Sie diese äußeren und inneren Ablenkungen in die Übung einbeziehen, indem Sie sie bewußt kurz wahrnehmen und sich dann vorstellen, sie beim Ausatmen loszulassen, um danach wieder zu Ihrer Übung zurückzukehren.

Rechtzeitig zu lernen, sich möglichst wenig ablenken zu lassen, ist auch deshalb sinnvoll, weil Störungen während der Geburt, vor allem, wenn Sie in der Klinik entbinden, manchmal nicht zu vermeiden sind.

● Vor dem Einschlafen ausgeführt, eignet sich diese Übung auch sehr gut bei Schlafstörungen! **Gut bei Schlafstörungen**

▶ Wählen Sie von den Ausgangsstellungen auf Seite 22 und 23 diejenige, die Ihnen am angenehmsten ist. Achten Sie während jeder Übungsphase darauf, ob Sie noch entspannt liegen oder ob Sie etwas verändern möchten – wenn ja, tun Sie es.

Lassen Sie sich die Übungsanleitung von einem vertrauten Menschen vorlesen – auch er sollte möglichst entspannt sein –, oder sprechen Sie die Übung auf ein Tonband, das Sie beim Üben abspielen. **Zwischendurch eine Pause machen** Zwischen den einzelnen Übungsabschnitten sollte eine kurze Pause sein. Wenn Ihnen eine andere Reihenfolge oder andere Worte näher sind, können Sie den Text selbstverständlich entsprechend verändern.

Wenn Sie den Ablauf einige Male in Gedanken durchgegangen sind, werden Sie ihn vermutlich auch ohne Anleitung wiederholen können.

- Du schließt die Augen und läßt Dein ganzes Gewicht in die Unterlage sinken.
- Mit jedem Einatmen strömt Kraft in Dich ein, mit jedem Ausatmen fließt Spannung ab.
- Die Reise durch den Körper beginnt bei Deinen Füßen; versuche, sie zu spüren; wenn es Dir hilft, bewege sie kurz.
- Reise weiter über die Unterschenkel in Deine Knie, dann weiter bis zu den Oberschenkeln.

Den ganzen Körper spüren
- Spüre die Breite Deines Beckens, nimm Verbindung auf zu Deinen Schließmuskeln, spanne sie kurz an, um dann vollständig loszulassen.
- Wandere die Wirbelsäule von unten nach oben entlang bis zum Kopf.

- Spüre die Breite des Rückens und der Schultern, laß Dich dort sinken.
- Arme und Hände dürfen ausruhen.
- Dein Kopf darf ins Kissen sinken, die Kopfhaut läßt los.
- Deine Stirn wird weit, Deine Augen sinken in die Höhlen, Du spürst Deine Nase und Deine Wangen.
- Fühle Dich in Deinen Mundraum ein: Ist er eng oder weit, sind Kiefer und Lippen fest geschlossen oder leicht geöffnet, drückt die Zunge gegen den Gaumen oder liegt sie entspannt im Mundboden? Mache den Mundraum für einen Augenblick eng und fest, um ihn danach vollständig loszulassen.
- Wandere durch den Hals- und Rachenraum hindurch in Deinen Brustraum. Nimm die Atembewegung im Brustraum wahr.
- Wandere tiefer in Dich hinein, nimm Kontakt auf zu Deinem Bauch- und Beckenraum und zu Deinem Baby. Spüre, wie der Raum, in dem das Baby liegt, von Deinem Atem bewegt wird.
- Bleibe, solange Du möchtest, in Kontakt mit Dir und Deinem Kind. Verabschiede Dich von ihm, wenn Du die Übung beenden möchtest.

Den ganzen Körper entspannen

● Laß Dir Zeit für den Übergang in die Außenwelt. Spüre den Kontakt zum Boden, bereite Deine »Rückkehr« mit Räkeln und Gähnen vor.

Die Beckenboden-anatomie erforschen

Vielen Frauen hilft es im Hinblick auf die Geburt sehr, sich ihre Beckenknochen (Grafik) vorstellen zu können und die Muskeln des Beckenbodens genauer kennenzulernen.

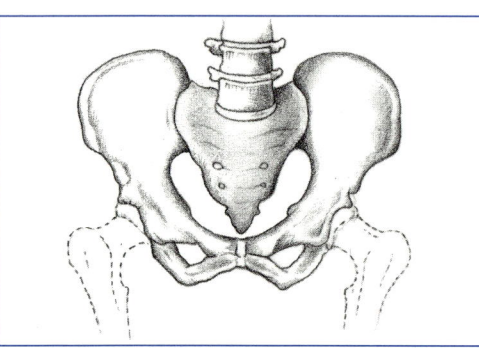

Das Becken: **Lenden-** **wirbelsäule,** **Kreuzbein,** **Steißbein,** **Becken-** **kamm,** **Schambein,** **Sitzbein-** **knochen**

Gehen Sie doch einmal auf »Entdeckungsreise«! Sie kann Ihnen ein Gefühl für Ihren Beckenraum geben. Experimentieren Sie dabei mit verschiedenen Übungsstellungen, um Vertrauen in die Kraft wie in die Nachgiebigkeit Ihres Beckenbodens zu bekommen:
● Ertasten Sie am unteren Rücken die leicht nach innen gebogene Lendenwirbelsäule, die in das deutlich nach außen gewölbte Kreuzbein übergeht. Die Wirbelsäule endet in dem kleinen Steißbein, das Sie in der Pofalte ertasten können (siehe auch Grafik Seite 26).
● Vom Kreuzbein aus können Sie – am Beckenkamm entlang – die obere Begrenzung des großen Beckens tasten. Sie gelangen nun zum Schambein, das unter den Schamhaaren liegt.
● Wenn Sie vom Schambein aus die Knochenunterkante weiterverfolgen, erreichen Sie die Sitzbeinknochen, die Sie spüren, wenn Sie auf einem harten Stuhl Ihr Becken vor und zurück wiegen.
● Eingebettet zwischen Steißbein, unterer Kreuzbeinhälfte, Schambein und den Sitzbeinknochen liegt das kleine Becken. Es wird nach unten durch die Muskeln des Beckenbodens begrenzt. Wenn Sie Ihre Hand darauf legen, liegt diese Muskelplatte wie eine flache Schüssel in Ihrer Hand.
● Wenn Sie nun Ihre Muskeln anspannen, als ob Sie Harn oder Stuhl zurückhalten wollten, spüren Sie, daß sich die Muskeln zur Mitte hin zusammenziehen, daß sich die »Schüssel« abflacht und etwas hebt.

Lenden- **wirbelsäule**

Großes **Becken**

Sitzbein- **knochen**

Kleines **Becken**

Die Muskel-spannung lockern

● Wenn Sie sich danach völlig entspannen, oder wenn Sie die Muskeln etwas nach unten drücken, wölbt sich die Muskulatur in Ihre Hand hinein.

● Sie können dabei einen Finger in die Scheide legen. So werden Sie das Schließen und Loslassen dieser Muskeln noch deutlicher spüren. Wenn es Ihnen nicht schon vorher vertraut war, kann dieses bewußte Bewegen der Beckenbodenmuskeln Ihr Liebesspiel bereichern.

Becken – Mund – Atem

Die folgenden Übungen helfen Ihnen, das Körperbewußtsein für Becken, Beckenboden und Mundraum zu wecken und diese Körperbereiche mit dem Einfluß des Atems in Verbindung zu bringen. Die Konzentration auf diese feine Körperwahrnehmung fällt im Liegen anfangs oft leichter, weil Sie dann entspannter sind.

Am besten zuerst im Liegen üben

»Uhrenübung«

In der Rückenlage ist die Übung am leichtesten zu lernen; wenn sie Ihnen vertraut ist, üben Sie bitte auch in Seitlage (Seite 23), ebenso, wenn Sie nicht mehr auf dem Rücken liegen können (Vena-Cava-Syndrom, Seite 26).

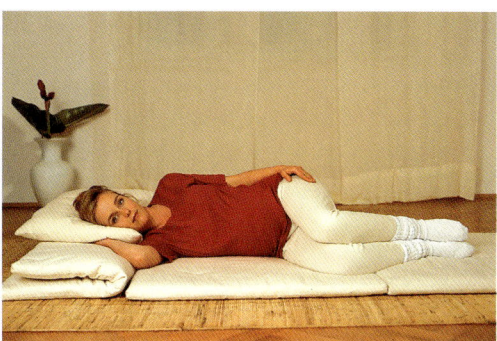

▶ Legen Sie sich auf den Rücken, die Beine gestreckt. Spüren Sie, wo Ihr Rücken der Unterlage aufliegt und wo er keinen Kontakt zur Unterlage hat. Beugen Sie nacheinander die Beine und stellen Sie zuerst den einen, dann den anderen Fuß so auf den Boden, daß Knie und Füße hüftbreit auseinander stehen und Ober- und Unterschenkel einen Winkel von etwa 45 Grad bilden. So liegt Ihr Rücken im Lendenbereich jetzt mehr der Unterlage auf. Wenn Sie möchten, legen Sie ein kleines, erwärmtes Reissäckchen (Seite 22) unter Ihr Kreuzbein, dann wirkt die Übung besonders rückenentlastend.

Stellen Sie sich auf Ihrem Kreuzbein (Grafik Seite 50) das Zifferblatt einer Uhr vor; an der Kreuzbeinoberkante steht die »Zwölf«, am Steißbein die »Sechs«. Beginnen Sie, Ihr Kreuzbein sanft zwischen der

»Uhren-übung«

**So kreisen
Sie mit dem
Kreuzbein**

»Zwölf« und der »Sechs« zu wiegen, dabei schmiegt sich beim Druck auf die »Zwölf« die Lendenwirbelsäule der Unterlage an, beim Druck auf die »Sechs« hebt sie sich wieder etwas. Nun wiegen Sie von der »Drei« auf die »Neun«, ohne daß sich dabei Ihre Knie zur Seite beugen. Versuchen Sie dann, so mit Ihrem Kreuzbein zu kreisen, daß es aus der Bewegung heraus bei jeder »Stunde« einen kleinen Druck bekommt. Wenn Sie auf der Seite liegen: Bei der Bewegung zwischen »Sechs« und »Zwölf« können Sie sich vorstellen, das Steißbein wie ein Schwänzchen einzuziehen und wieder herauszustrecken. Dabei können Sie Ihre Schambeine etwas zum Nabel hin bewegen – als ob Sie ein Gummiband dazwischen verkürzen würden – und so die unteren Bauchmuskeln aktivieren. Die Bewegung zwischen »Drei« und »Neun« erreichen Sie, indem Sie das obere Bein auf dem unteren vorwärts und rückwärts schieben (Foto Seite 51).
Bitte achten Sie dabei darauf, daß Ihr Atem weiterfließt – durch die Konzentration auf eine ungewohnte Bewegung wird er oft angehalten. Wenn die Übung Ihnen etwas vertraut ist, können Sie auch einen liebevollen Kontakt zu Ihrem Baby aufbauen, das ja Ihre wiegende Bewegung spürt.

»Den Mundraum entspannen«

In der nächsten Übung lernen Sie wahrzunehmen, welchen Einfluß die Spannung im Mundraum auf den Atem sowie auf die Spannung im unteren Bauchraum und im Beckenboden nimmt.
Dieser Zusammenhang ist deshalb so wichtig, weil die Spannung im Mundraum eine Wirkung nicht nur auf den Atem, sondern auch auf die Spannung im gesamten Beckenraum hat, dabei vor allem auf den Muttermund. Deshalb kann die Entspannung des Mundraums den Geburtsverlauf erheblich beeinflussen!
Achten Sie auch im Alltag, vor allem bei körperlicher oder nervlicher Anstrengung, auf Ihre Mundspannung; üben Sie immer wieder zwischendurch, den Mund bewußt zu entspannen, um so den Atem zu lösen und damit den ganzen Körper zu entspannen.

**Mund – Atem –
Bauchraum –
Beckenboden**

**Auch für
den Alltag
wichtig**

▶ Wählen Sie von den Ausgangsstellungen auf Seite 22 und 23 diejenige, die Ihnen am angenehmsten ist. Legen Sie

Die Atembewegung wahrnehmen

Ihre Hände unterhalb des Nabels auf Ihren Bauch. Nehmen Sie sich Zeit für das Einfühlen in die feine Bewegung Ihres Atems, möglichst ohne ihn zu beeinflussen. Lassen Sie Ihre Aufmerksamkeit zum Mundraum wandern und spüren Sie nach:

● Sind Ihre Kiefermuskeln angespannt und damit Ihre Zahnreihen fest geschlossen, oder darf der Unterkiefer loslassen?

● Liegt Ihre Zunge oben dem Gaumen an, oder darf sie sich im Mundboden ausruhen?

● Sind Ihre Lippen fest geschlossen oder weich und leicht geöffnet? Experimentieren Sie mit Spannung und Entspannung im Mundraum – Sie werden spüren, wie sich Ihr Atem dadurch verändert.

»Beckenbodenentspannung mit der Schließmuskelblüte«

Den Beckenboden bewußt entspannen

Als nächstes können Sie lernen, den Beckenboden bewußt zu spannen und wieder zu entspannen.

■ Die öffnende Bewegung, die Sie in dieser Übung kennenlernen, ist eine wesentliche Vorbereitung für die Entspannung des Beckenbodens in allen Geburtsphasen (Seite 76).

■ Die schließende Bewegung, die Sie in dieser Übung kennenlernen, aktiviert den Beckenboden und trägt damit zu Ihrer körperlichen Stabilität in der Schwangerschaft – und auch später nach der Geburt – bei. Sie sollten sie auch grundsätzlich zum Abschluß der gezielten Geburtsübungen (Seite 62) anwenden. Zur Sicherheit weise ich an den betreffenden Stellen jeweils noch einmal darauf hin.

▶ Wählen Sie von den Ausgangsstellungen auf Seite 22 und 23 diejenige, die Ihnen am angenehmsten ist. Stellen Sie sich Ihre Schließmuskeln als eine nach unten gerichtete Blüte vor, die sich öffnen, aber auch wieder fest verschließen kann. (Ein inneres Bild dieser Art beeinflußt die Qualität der Muskelspannung und ist auch deshalb oft hilfreich, weil Sie in Streßsituationen leicht darauf zurückgreifen können. Wenn Ihnen ein anderes inneres Bild näher ist, dann verwenden Sie bitte »Ihr« Bild.) Stellen Sie sich nun vor, wie sich beim Einatmen die Blütenblätter – Ihre Schließmuskeln – öffnen und sich die Blüte beim Ausatmen wieder schließt, ohne daß Sie Ihre Muskeln dabei anspannen. Wenn Sie sich eine Zeitlang auf diese Vorstel-

Hilfreich bei Streß

**Der Schließ-
muskelreflex**

lung konzentrieren, werden Sie möglicherweise bald spüren, daß Ihre Schließmuskeln darauf »warten«, sich schließen zu dürfen, oder sich bereits unwillkürlich etwas mitbewegen. Nun schließen Sie Ihre »Schließmuskelblüte« beim Ausatmen tatsächlich, und »heben« Sie die geschlossene »Blüte« in sich hoch. Dadurch hebt sich der gesamte Beckenboden. Während des Einatmens lösen Sie die Spannung und lassen so ein gelöstes, oft vertieftes Einatmen zu – der Beckenboden gibt nach.

Gönnen Sie sich eine großzügige »Atempause«, bevor Sie die Übung wiederholen. Erweitern Sie die Übung, indem Sie Ihr Kreuzbein beim Schließen und Heben des Beckenbodens wie bei der »Uhrenübung« (Seite 51) von der »Sechs« auf die »Zwölf« bewegen und die Schambeine ein wenig zum Nabel hin bewegen.

**Körper-
spannung
beim Aus-
atmen**

Es wird Ihnen vielleicht zunächst ungewohnt sein, Körperspannung beim Ausatmen aufzubauen. Wenn Sie die »Schließmuskelblüten«-Übung und die »Sechs-Zwölf«-Bewegung jedoch beim Einatmen oder mit angehaltenem Atem machen, üben Sie da-

durch einen Gegendruck auf den Beckenboden aus, wodurch Sie mehr Kraft brauchen und sich leichter verkrampfen. Verbinden Sie die Übung dagegen mit dem Ausatmen, erreichen Sie eine Stärkung des Beckenbodens, ohne sich dabei zu verkrampfen, was Ihnen auch das innere (und nach der Geburt das äußere) Tragen des Kindes erleichtert.

Während des Einatmens – in der Entspannungsphase der Übung – können Sie sich auch vorstellen, den Atem zu Ihrem Baby hinfließen zu lassen.

Beckendehnung

Die folgenden Übungen sollen Muskeln, Bänder und Gelenke, die bei der Geburt beteiligt sind, elastisch und dehnfähig machen. Durch die Konzentration auf dieses körperliche Weitwerden können Sie lernen, auch innerlich loszulassen und eine tiefe Öffnungsbereitschaft für das Baby zu entwickeln.

**Loslassen
lernen**

Bitte beachten Sie

Die folgenden Übungen sind bei normalem Schwangerschaftsverlauf vom vierten Monat an geeignet. Wenn Ihnen die Übungen zu diesem Zeitpunkt jedoch als zu »öffnend« erscheinen, respektieren Sie dieses Gefühl bitte und warten Sie ab, bis Sie sich bereit dazu fühlen.

Bei Gefahr einer Frühgeburt dürfen Sie diese Übungen bis zur 37. Schwangerschaftswoche nur mit dem ausdrücklichen Einverständnis Ihres(r) Arztes/Ärztin ausführen. In diesem Fall sind die Übungen nach der 37. Schwangerschaftswoche jedoch besonders zu empfehlen, da Sie nach der körperlichen Schonung möglicherweise etwas unbeweglich geworden sind. Außerdem übertragen nicht wenige Frauen nach einer frühgeburtsgefährdeten Schwangerschaft ihre Kinder – möglicherweise fällt es ihnen schwer, sich rechtzeitig auf das Loslassen einzustellen. Die Übungen können dabei eine wertvolle Hilfe sein.

»Schneidersitz«

▶ Setzen Sie sich auf eine Unterlage auf den Boden, stützen Sie das Becken mit einem Keilkissen ab. Legen Sie die Fußsohlen aneinander und lassen Sie die Beine sinken, der Oberkörper richtet sich auf. Achten Sie darauf, entspannt weiterzuatmen, während Sie die Oberschenkel sanft dehnen.

»Hocke«

▶ Gehen Sie so oft wie möglich mit oder ohne Hilfe in die Hocke. Halten Sie sich dabei, wenn nötig, etwa an einem Tisch oder an den zwei Klinken einer geöffneten Tür fest. Stellen Sie die Füße etwa hüftbreit auseinander, damit Ihr Bauch zwischen den Beinen Platz hat. Versuchen Sie, auch mit aufgesetzten Fersen zu hocken. Atmen Sie in dieser Haltung ruhig und entspannt weiter, spüren Sie die Öffnung im Becken.

Ruhig und entspannt weiteratmen

»Geöffneter Päckchensitz«

▶ Gehen Sie auf die Knie und stützen Sie sich mit den Unterarmen auf dem Boden ab (Foto Seite 46). Öffnen Sie dann Ihre Knie so weit wie möglich – Sie sollen sich aber dabei noch wohl fühlen. Lassen Sie den Atem entspannt fließen, konzentrieren Sie sich auf die Öffnung im Beckenraum.

»Beine sinken lassen«

▶ Nehmen Sie Position 1 oder Position 3 ein (Seite 22 und 23). Lassen Sie abwechselnd das rechte und das linke Bein behutsam nach außen sinken. Vom Beginn des letzten Schwangerschaftsdrittels an verbinden Sie diese Bewegung mit der »Wehenatmung für die Eröffnungsphase« (Seite 62).

Die Knie abstützen Wenn Sie rechts und links je eine Rolle oder ein Polster so zurechtlegen, daß Sie Ihre Knie darauf abstützen können, wird die Dehnung verringert; wenn Sie mit beiden Beinen gleichzeitig üben, wird die Dehnung verstärkt. Vergessen Sie dabei nicht: Das innere Loslassen ist wichtiger als die äußere Dehnung. Beenden Sie die Übung mit der sich schließenden »Schließmuskelblüte« (Seite 53).

Vorbereitung mit dem Partner

Die folgenden Partnermassagen und -übungen dienen zunächst dazu, Ihr Wohlbefinden und Ihre Entspannungsfähigkeit zu verbessern, ebenso beugen sie Alltagsbeschwerden während der Schwangerschaft vor. Darüber hinaus können sie bei der Geburt eine große Hilfe und Unterstützung sein – welcher Art diese Hilfe ist, habe ich jeweils bei den einzelnen Übungen beschrieben.
Die Partnermassagen können – und sollten – möglichst gegenseitig ausgeführt werden. So

entwickeln sich Sensibilität und Geschicklichkeit bei Ihnen beiden am schnellsten. Viele Paare erleben die Partnermassage als wertvolle Bereicherung ihres körperlich-seelischen Kontakts. Gerade in Zeiten eines so großen Umbruchs wie vor und nach der Geburt, in denen sich auch die Sexualität verändert, vorübergehend zurücktritt und sich neu einfinden muß, wirkt die gegenseitige liebevolle Berührung besonders verbindend.

Liebevolle Berührung verbindet

Partnermassagen

»Rücken- und Kopfmassage«

▶ Nehmen Sie Position 5 ein (Seite 23). Legen Sie ein Polster unter den oben liegenden Arm. Mit Hilfe des Polsters können Sie sich auch etwas weiter in Richtung Bauchlage drehen, der untere Arm liegt dann hinter Ihnen.

»Rücken- und Kopfmassage« (1)

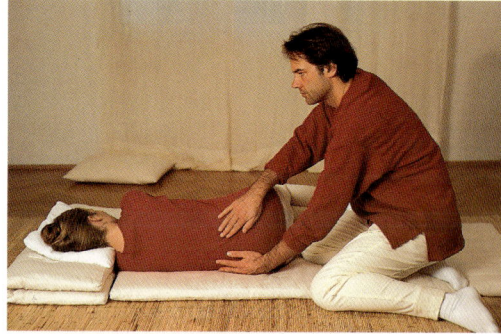

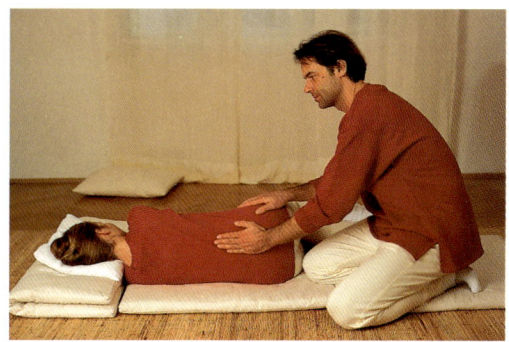

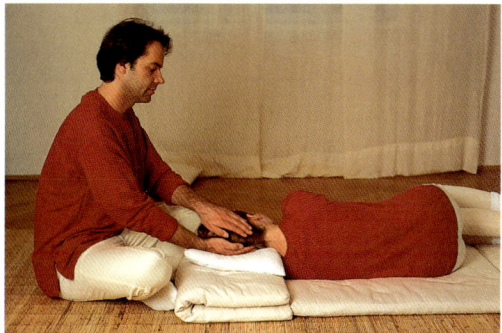

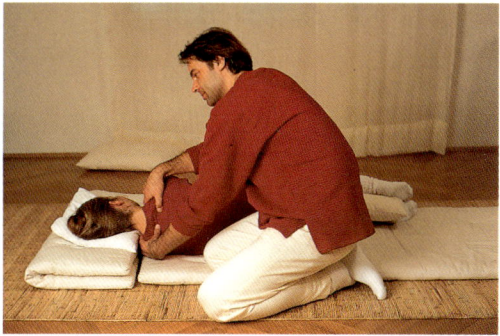

»Rücken-
und Kopf-
massage«
oben (2),
Mitte (3),
unten (4)

Für den Partner:
● Setzen Sie sich hinter Ihre
Partnerin. Streichen Sie ent-
spannt, aber mit sanftem Druck
mit den Handflächen von den
Schultern ausgehend über ihren

Rücken, mit einer öffnenden
Bewegung über das Becken, bis
zu den Außenseiten der Oberschenkel (Foto **(1)**, Seite 56).
Wirkung: Diese Bewegung bewirkt eine allgemeine Entspannung bei Ihrer Partnerin und
eignet sich während der Geburt
gut zum Abschluß einer Wehe.
● Kreisen Sie mit den Händen
langsam auf dem Kreuzbein und
seiner Umgebung **(2)**; fragen Sie,
welche Richtung und wieviel
Druck Ihrer Partnerin lieb sind.
Wirkung: Langsames Kreisen
entlastet bei Rückenschmerzen
und wirkt bei erhöhter Kontraktionsbereitschaft entspannend
auf die Gebärmutter.

Bitte beachten Sie

Schnelles, kräftiges Kreisen dagegen kann
wehenanregend wirken – deshalb bitte in
der Vorbereitungszeit nicht anwenden! Sie
können es während der Geburt jedoch gut
während der Eröffnungsphase (Seite 80)
zur Anregung der Wehentätigkeit nützen,
falls die Wehen relativ schwach sind.

● Kneten Sie mit den Händen
sanft die Nackenmuskulatur
und massieren Sie mit kleinen
kreisenden Bewegungen rechts
und links entlang der gesamten
Wirbelsäule **(3)**
Wirkung: Mit dieser Massage
können sich die Rückenmuskeln gut entspannen. Sie ist

auch hilfreich bei Neigung zu gestauten und »eingeschlafenen« Händen.

● Massieren Sie mit sehr langsamen, kreisenden Bewegungen die untere Hälfte ihres Hinterkopfs (Foto **(4)**, Seite 57). Wirkung: Diese Region steht, ebenso wie der Mundraum, in enger reflektorischer Verbindung zum Beckenraum. Diese Massage kann deshalb vor und während der Geburt wesentlich zur Entspannung der Beckenmuskeln und zur Vertiefung des Atems beitragen.

»Bauch- und Oberschenkelmassage«

Diese Massage ist sehr hilfreich, um die körperliche und seelische Bereitschaft zu fördern, sich für die Geburt zu öffnen.

Bitte beachten Sie

Bei Gefahr einer Frühgeburt dürfen Sie diese Übung bis zur 37. Schwangerschaftswoche nur mit dem ausdrücklichen Einverständnis Ihres(r) Arztes/Ärztin ausführen. Danach dürfen Sie die Übung uneingeschränkt machen.

▶ Nehmen Sie Position 2 oder Position 3 ein (Seite 23). Ihr Partner sitzt mit gegrätschten Beinen vor Ihnen. Legen Sie die Beine über die Oberschenkel Ihres Partners und lassen Sie Ihre Knie entspannt nach außen sinken.

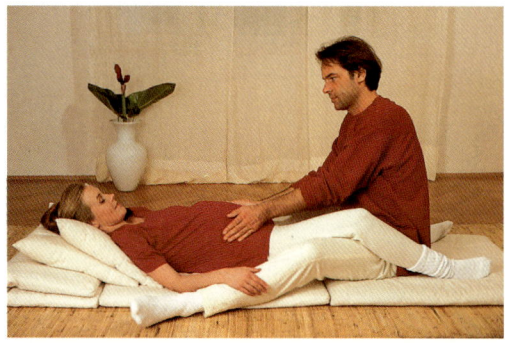

Für den Partner:

● Streichen Sie sanft, von der Mitte des Unterbauchs ausgehend, mit beiden Händen gleichzeitig nach rechts und links außen und vermitteln Sie Ihrer Partnerin so ein Gefühl des Öffnens.

Oft »antwortet« das Baby auf diese Bewegung – es ist eigentlich Massage für beide, dementsprechend zart und liebevoll sollten Sie dieses Streichen ausführen!

● Streichen Sie ebenso sanft die Innenseiten der Beine von oben nach unten aus.

Wenn sich die Spannung dort löst, entspannt sich auch der Beckenboden. Die Massage kann deshalb sowohl während der Schwangerschaft als auch manchmal während der Wehen oder zwischendurch für Ihre Partnerin eine gute Hilfe sein.

»Bauch- und Oberschenkelmassage«

● Beenden Sie die Massage mit einem schließenden Strich beider Hände von außen nach innen am Unterbauch, damit Ihre Partnerin sich anschließend nicht zu »offen« fühlt. Wenn die Geburt schon kurz bevorsteht: Fragen Sie Ihre Partnerin, ob sie den »schließenden Strich« wünscht.

● Lassen Sie zum Abschluß Ihre Hände noch etwas auf dem Bauch Ihrer Partnerin liegen, um in Kontakt mit Mutter und Kind zu bleiben.

»Fußmassage«

Erdet und stabilisiert die Mutter und ihr Baby

Durch eine sanfte Massage der Füße kann im gesamten Körper des Menschen eine entspannende Wirkung erreicht werden. Gerade wegen der sehr großen Sensibilität vor, während und nach der Geburt wirkt eine achtsame Berührung der Füße erdend und stabilisierend auf Mutter und Kind. Deshalb ist oft schon ein stilles, aber aufmerksames »in den Händen halten« eines Fußes oder beider Füße, etwa bei Schlafstörungen, bei innerer Unruhe und – wenn angenehm – bei der Geburt, verblüffend wirkungsvoll. Sie können auch die Füße »ausstreichen« – dafür gibt es drei Möglichkeiten. Probieren Sie aus, welche Ihnen am angenehmsten ist, bleiben Sie aber dann während einer Massage bei der jeweils gewählten Richtung:

▶ Wählen Sie von den Ausgangsstellungen auf Seite 22 und 23 diejenige, die Ihnen am angenehmsten ist.

Für den Partner:

Wohltuende Entspannung

● Streichen Sie jeweils einen Fuß mit beiden Händen von den Knöcheln bis zu den Zehen sanft aus. Oder umgekehrt:

● Streichen Sie jeweils einen Fuß mit beiden Händen von den Zehen bis zu den Knöcheln sanft aus. Oder:

● Streichen Sie mit einer Hand von den Zehen über die Fußsohle bis zum Unterschenkel, während gleichzeitig die andere Hand von oberhalb des Außenknöchels ausgehend auf dem Fußrücken abwärts bis zu den Zehen streicht.

Partnerübungen

»Partner-Vierfüßler«

Diese Übung ist äußerst wirksam bei Kreuzschmerzen in der Schwangerschaft. Sie soll Ihnen außerdem die Beweglichkeit und die körperliche Kraft in Ihrem Becken – auch im Hinblick auf die Geburt – bewußt machen.

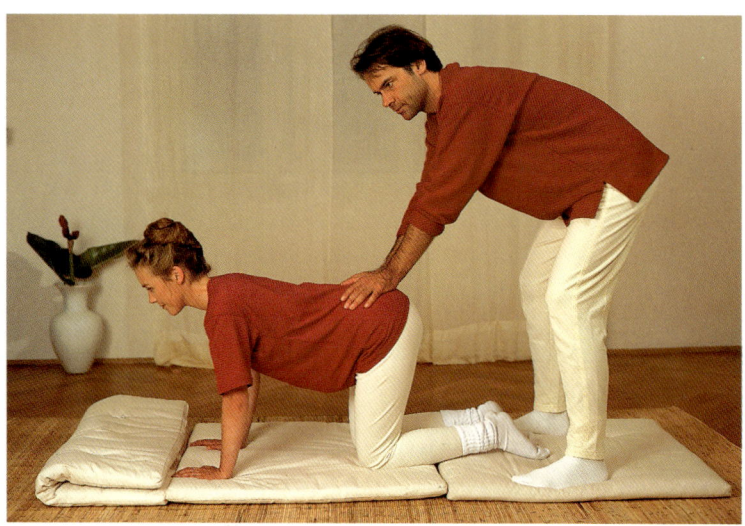

**»Partner-
Vierfüßler«**

▶ Gehen Sie auf die Knie,
öffnen Sie die Knie leicht und
stützen Sie sich mit möglichst
wenig Gewicht auf den Händen
ab; halten Sie die Arme senkrecht, ohne daß die Ellbogen
ganz durchgestreckt sind. Auch
die Oberschenkel sind senkrecht.
Lassen Sie Ihre Lendenwirbelsäule soweit sinken, wie es
angenehm ist, so daß ein
»Hohlkreuz« entsteht, der Kopf
kommt dabei hoch.
Ihr Partner legt seine Hände
flächig auf Ihr Kreuzbein und
Ihre untere Lendenwirbelsäule
und lehnt sich mit etwas Gewicht darauf.
Während Sie ausatmen, »run-
den« Sie sich mit der Kraft, die
aus Ihrem Kreuzbein kommt,

ziehen das Steißbein ein und
drücken so gegen die Hände
Ihres Partners nach oben (Foto
Seite 40).
● Wenn Sie sich sehr wohl
dabei fühlen, dürfen Sie die
Übung auch mit mehr Gewicht,
das heißt, mit mehr »Kreuz-
beinkraft« ausführen. Wiederholen Sie die Übung in diesem
Fall dann aber nur drei- bis
viermal.

»Partner-Hocke«

Die Hocke kennen Sie schon als
Beckendehnung (Seite 55). Bei
der Partnerübung können Sie
gemeinsam Erfahrungen sammeln im Hinblick auf den richtigen Krafteinsatz in jenen
Geburtsstellungen, bei denen

**Den richtigen
Krafteinsatz
gemeinsam
üben**

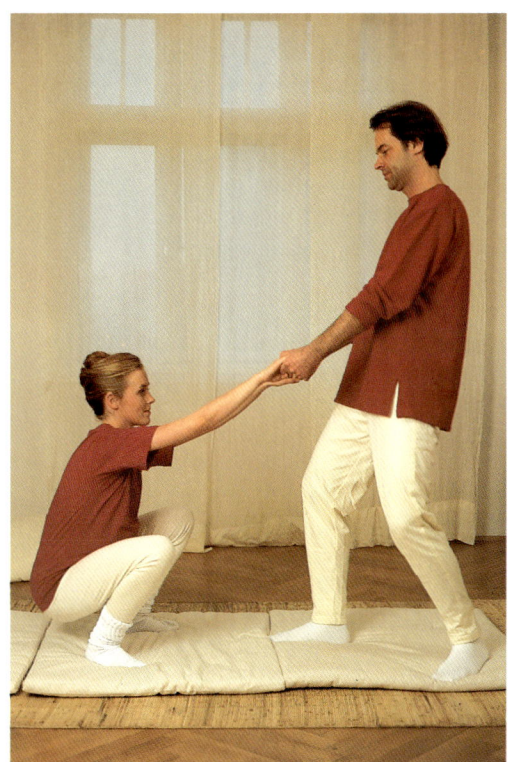

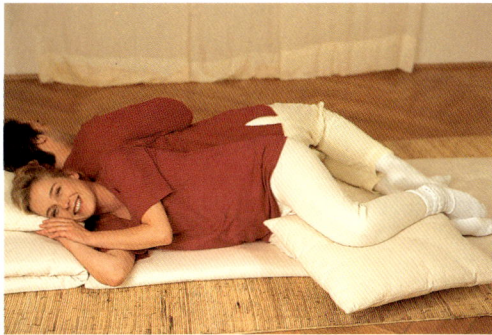

Stellen Sie sich einander gegenüber. Ihre Füße stehen etwas mehr als hüftbreit auseinander, Ihr Partner steht in stabiler Schrittstellung; geben Sie einander die Hände. Während Ihr Partner stehenbleibt, lassen Sie sich in die Hocke sinken, die Knie sind dabei geöffnet, so daß der Bauch Platz hat. Richten Sie sich mit Hilfe Ihres Partners wieder auf.

»Kreuzbein-Seitlage«

»Partner-Hocke« Ihr Partner Sie hält (Seite 67). Gleichzeitig fördert dieses Halten und Sich-halten-Lassen das gegenseitige Vertrauen und hilft so, sich körperlich und seelisch zu öffnen.

Bitte beachten Sie

Bei Gefahr einer Frühgeburt dürfen Sie diese Übung bis zur 37. Schwangerschaftswoche nur mit dem ausdrücklichen Einverständnis Ihres(r) Arztes/Ärztin ausführen. Danach dürfen Sie die Übung uneingeschränkt machen.

»Kreuzbein-Seitlage«

Die Übung lockert die Spannung im unteren Rücken und im Becken, macht das Kreuzbein bewußt und stellt einen intensiven Kontakt zwischen Ihnen beiden her.

Legen Sie sich beide mit dem Rücken zueinander auf die Seite, so daß Ihre Kreuzbeine aneinander liegen. Stützen Sie das obere gebeugte Bein mit einem Polster ab (Ausgangstellung 4 oder 5, Seite 23). Bewegen Sie beide sanft und ohne Anstrengung Ihr Becken, atmen Sie dabei entspannt weiter. Nehmen Sie auf diese Weise liebevollen Kontakt zueinander und zum Baby auf.

Kontakt zueinander und zum Baby

Vorbereitung auf die drei Geburtsphasen

Im folgenden möchte ich Sie mit der Wehenatmung und mit den möglichen Geburtsstellungen vertraut machen, die Sie im Verlauf der verschiedenen Geburtsphasen (Seite 76) unmittelbar anwenden können. Die Anleitungen bauen auf den Erfahrungen auf, die Sie bei den Alltagsübungen (Seite 20) und bei den Übungen zur Geburtsvorbereitung (Seite 42) gesammelt haben. Erfahrungsgemäß sind die Übungen erst für das letzte Drittel der Schwangerschaft geeignet, weil Körper und Bewußtsein zuvor meist ganz auf das »Hüten« des Kindes im Mutterleib ausgerichtet sind – die Bereitschaft, sich der Vorstellung der Geburt zu öffnen, wächst deshalb meist erst in den letzten Schwangerschaftsmonaten. Bitte prüfen Sie,

wenn Sie mit den Übungen beginnen, ob Sie innerlich dafür bereit sind; andernfalls bleiben Sie noch bei den Ihnen vertrauten Übungen. Wenn die Schwangerschaft dann weiter fortschreitet, werden Sie vermutlich schon bald anders empfinden.

Bitte beachten Sie

Bei Gefahr einer Frühgeburt dürfen Sie die Übungen bis zur 37. Schwangerschaftswoche nur mit dem ausdrücklichen Einverständnis Ihres(r) Arztes/Ärztin ausführen. Danach dürfen Sie die Übungen, soweit keine anderen gesundheitlichen Einschränkungen bestehen, Ihrem Bedürfnis entsprechend machen.

Wehenatmung für die Eröffnungsphase

Bei dieser Übung richtet sich Ihre Aufmerksamkeit auf das Öffnen und das innere Loslassen Ihres Babys. Sie lernen, Ihre Atmung im Hinblick auf die Eröffnungsphase (Seite 78) bewußt einzusetzen, um den Weg für Ihr Kind sozusagen »aufzuatmen«.
Sobald Sie etwas Übung haben, können Sie die »Wehenatmung für die Eröffnungsphase« in allen Geburtsstellungen üben, die für die Eröffnungsphase

Die Atmung bewußt einsetzen lernen

Die Geburts-stellungen einbeziehen

geeignet und bei denen die Beine leicht geöffnet sind (Seite 65), damit Sie auch während der Geburt flexibel auf Ihre individuelle Situation reagieren können.

▶ Wählen Sie von den Ausgangsstellungen auf Seite 22 und 23 diejenige, die Ihnen am angenehmsten ist; achten Sie darauf, daß Ihre Beine dabei etwas geöffnet sind.
Nehmen Sie Kontakt zu Ihrem Baby auf: Stellen Sie sich vor, wie beim Einatmen die Luft zum Baby hinströmt und wie Sie dadurch sich und Ihr Kind mit Sauerstoff und Lebenskraft versorgen.
Beim Ausatmen stellen Sie sich vor, wie Sie Ihren Atem durch den Beckenboden – durch die geöffnete »Schließmuskelblüte« hindurch (Seite 53) – nach unten ausfließen lassen und dadurch den Geburtsweg für Ihr Kind innerlich öffnen. Begleiten Sie das Ausatmen mit einem gehauchten »haaaah«, wobei Sie die Lippen leicht öffnen und den Mundraum entspannen. Achten Sie darauf, vom Einatmen ins Ausatmen »hinüberzugleiten« – die Luft sollte zwischen Ein- und Ausatmen nicht angehalten werden, weil so die Spannung – bei einer Wehe der Schmerz – ver-

Wichtig: Die Luft nicht anhalten!

stärkt würde. Vielleicht nützt Ihnen dabei das Bild einer Welle, die steigt und fällt, ohne je anzuhalten.
Üben Sie dann auch mit Ihrem Partner, wie er Sie während der Geburt (Seite 80) etwa mit folgenden Sätzen an das Atmen »erinnern« kann:
● Atme zum Baby hin ein und nach unten, durch den Geburtsweg hindurch, aus.
● Laß Dich beim Ausatmen weit werden.
● Laß Deinen Mundraum weich und weit werden, öffne die Lippen.
● Laß ein »haaaah« hörbar werden.
● Laß den Atem vom Einatmen zum Ausatmen wie eine Welle weiterfließen.
Eine Wehe dauert zwischen 60 und 90 Sekunden (Seite 79). Üben Sie deshalb mit dem Sekundenzeiger, sich eine Minute lang auf diese öffnende Atmung zu konzentrieren, und üben Sie danach, sich durch bewußtes Entspannen auszuruhen. Wenn Sie eine Zeitlang auf diese Weise geatmet haben, beenden Sie die Übung mit der sich schließenden »Schließmuskelblüte« (Seite 53), um den Beckenboden wieder zu stabilisieren. Vielleicht sagen Sie Ihrem Baby, daß die Übung jetzt beendet ist.

Auch mit dem Partner üben

Wehenatmung für die Übergangsphase

Hilfe bei heftigen Wehen

Mit dieser Übung können Sie lernen, die in der Übergangsphase (Seite 80) oft sehr heftigen Wehen kurzzeitig zu überbrücken. Sie wird am Höhepunkt einer Wehe (etwa 30 Sekunden) angewendet und stellt das Weiteratmen sicher, denn jedes Atemanhalten – vor allem in dieser Geburtsphase – erhöht die Körperspannung und wirkt damit schmerzverstärkend. Sobald Sie etwas Übung haben, können Sie die »Wehenatmung für die Übergangsphase« in allen Geburtsstellungen üben, die für die Übergangsphase geeignet sind (Seite 81), damit Sie auch während der Geburt flexibel auf Ihre individuelle Situation reagieren können.

▶ Setzen Sie sich bequem auf einen Stuhl. Legen Sie Ihre Handfläche quer auf das Brustbein und nehmen Sie für eine Weile die Atembewegung im oberen Brustraum wahr. Anschließend versuchen Sie, mit kürzeren, schnelleren, »schwingenden«, aber nicht hektischen Atemzügen für ein paar Sekunden flacher zu atmen. Danach atmen Sie einmal tief durch und wiederholen das »Schwingen« des Atems.

Schiebedruck für die Austreibungsphase

Diese Übung soll Ihnen den Aufbau und die Richtung des »Schiebedrucks« bei gleichzeitiger Entspannung der Beckenbodenmuskeln vertraut machen und Ihnen dadurch eine möglichst konkrete Vorstellung davon vermitteln, wie Sie in dieser Geburtsphase (Seite 83) wirksam mitarbeiten können.

▶ Setzen Sie sich auf einer Unterlage am Boden auf die Fersen – die Knie sind weit geöffnet – und stützen Sie sich auf den Unterarmen oder Händen ab (Foto Seite 65). Wenn es Ihnen bequemer ist, legen Sie sich ein Polster (etwa ein kleines zusammengerolltes Handtuch) quer unter die Sprunggelenke.

Bitte beachten Sie

Bei dieser Übung darf der tatsächliche Krafteinsatz selbstverständlich erst bei der Geburt angewendet werden!
Sobald Sie etwas Übung haben, können Sie den »Schiebedruck für die Austreibungsphase« kurzzeitig und sehr sanft (!) in allen Geburtsstellungen üben, die für die Austreibungsphase geeignet sind (Seite 69), damit Sie auch während der Geburt flexibel auf Ihre individuelle Situation reagieren können.

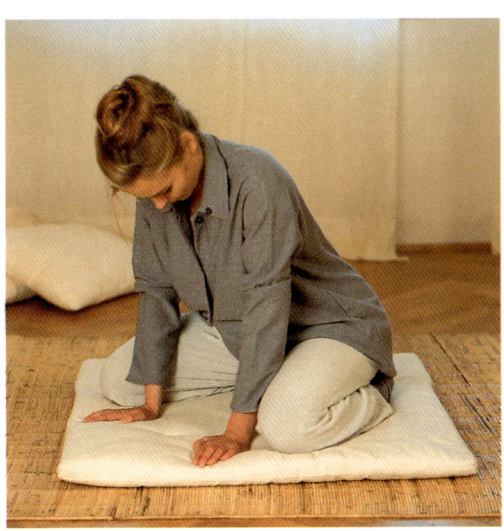

»Schiebe-druck«

oder den Beckenboden noch angespannt, oder Sie haben den Druck nicht vollständig nach unten gerichtet.

Versuchen Sie, zwei- oder dreimal hintereinander diesen Druck behutsam aufzubauen, ihn für einige Sekunden zu halten und dazwischen jeweils einmal entspannt durchzuatmen.

> Beenden Sie die Übung immer mit einem sanften, aber sehr bewußten Schließen der »Schließmuskelblüte« (Seite 53), um die Beckenbodenspannung wieder den Alltagserfordernissen der Schwangerschaft anzupassen.

Konzentrieren Sie sich zuerst darauf, den Beckenboden vollständig zu entspannen, vielleicht hilft Ihnen dabei das Bild der offenen »Schließmuskelblüte« (Seite 53).
Stellen Sie sich beim Einatmen vor, »Kraft« einzuatmen; dann erzeugen Sie einen leichten Druck wie beim Aufblasen eines Luftballons, richten ihn aber nach unten, als ob Sie den Luftballon durch den Beckenboden hindurch aufblasen würden. Dabei senkt sich Ihr Bauch ein wenig; wenn Sie eine Hand auf den Beckenboden legen, spüren Sie, wie sich die Muskeln etwas vorwölben. Wenn Sie dabei einen Druck in Ihrem Kopf spüren sollten, haben Sie entweder zu viel Luft eingeatmet

Geburtsstellungen für die Eröffnungsphase

Im folgenden stelle ich Ihnen die wichtigsten Stellungen vor, die sich in der Eröffnungsphase der Geburt (Seite 77) bewährt haben. Probieren Sie diese Stellungen in der Geburtsvorbereitungszeit immer wieder einmal aus – am besten in Verbindung mit der Wehenatmung (Seite 62 und 64). Wenn diese Positionen Ihnen schon jetzt vertraut sind, fällt es Ihnen leichter, während der Geburt je nach Bedarf darauf zurückzugreifen.

Übungen zur Geburtsvorbereitung

Üben Sie schon jetzt, den Bekkenboden auch in den aufrechten Stellungen mit der »Schließmuskelblüten«-Übung (Seite 53) vollständig zu entspannen, wobei Sie die Übung bitte immer mit der schließenden »Schließmuskelblüte« abschließen.

Bitte beachten Sie

Bei Gefahr einer Frühgeburt dürfen Sie das bewußte Öffnen der »Schließmuskelblüte« (Seite 53) in den aufrechten Stellungen bis zur 37. Schwangerschaftswoche nur mit dem ausdrücklichen Einverständnis Ihres(r) Arztes/Ärztin üben. Danach dürfen Sie die Übung, sofern keine anderen gesundheitlichen Einschränkungen vorliegen, Ihrem Bedürfnis entsprechend ausführen.

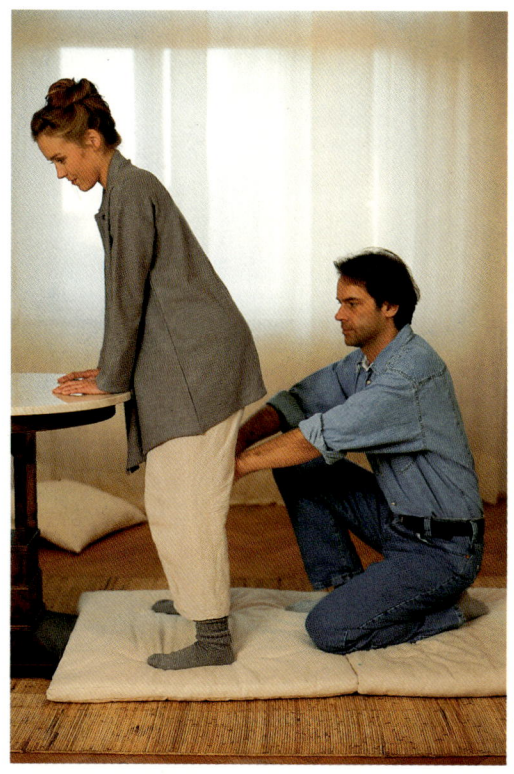

»Abgestütztes Stehen«

»Abgestütztes Stehen«

▶ Sie stellen sich aufrecht hin, die Füße stehen etwas mehr als hüftbreit auseinander, die Knie sind leicht gebeugt und nach außen gedreht. Um Bauch und Rücken zu entlasten, stützen Sie sich auf einem Tisch oder Klinikbett mit Händen oder Unterarmen ab.
● Wenn Ihr Partner während der Geburt die Oberschenkelinnenseiten dabei sanft von oben nach unten ausstreicht, kann das sehr hilfreich sein. Dabei können Sie das Becken wiegend bewegen.

»Hängendes Stehen«

▶ Sie stellen sich aufrecht hin, die Füße stehen etwas mehr als hüftbreit auseinander, die Knie sind leicht gebeugt und nach außen gedreht. Halten Sie sich an einem Seil (Sprossenwand, Türreck) oder an Ihrem Partner fest (Foto Seite 67).
● Achten Sie darauf, daß das Becken »hängt«, also kein Hohlkreuz entsteht! Es ist nicht nötig, das ganze Gewicht mit

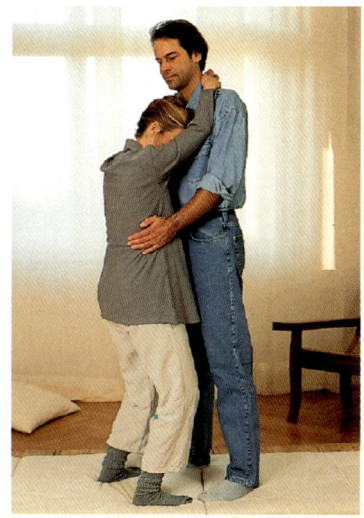

»Hängendes Stehen«

»Reitsitz«

den Armen zu halten – Bauch, Rücken und Beine sollen nur etwas entlastet werden. Wenn Sie sich an Ihren Partner hängen, können Sie den Kopf an ihn lehnen, das entspannt zusätzlich.

»Reitsitz«

▶ Sie sitzen rittlings auf einem Stuhl mit Rückenlehne und legen die verschränkten Arme und den Kopf auf die Lehne. Legen Sie ein Kissen zwischen Lehnenkante und Arm und Kopf.
● Diese Stellung eignet sich gut, um die Beine zu entlasten – ebenso, wenn Sie spüren, daß Ihnen die Neigung nach vorne angenehm ist.

»Sitz auf dem Ball«

▶ Sie sitzen aufrecht auf einem nicht zu stark aufgepumpten großen Ball (Seite 22),

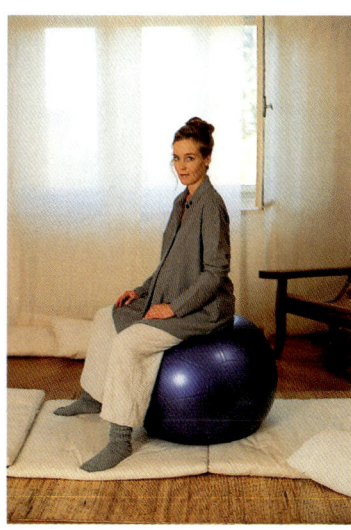

»Sitz auf dem Ball«

die Oberschenkel sind recht-
winklig geöffnet, die Unterschenkel senkrecht, beide Füße
stehen fest auf dem Boden.
● Die Beweglichkeit des Balls
erleichtert und fördert kreisende
Beckenbewegungen.

»Sitz mit dem Partner«

▶ Ihr Partner sitzt angelehnt
auf einem Stuhl. Sie sitzen auf
einem nicht zu stark aufgepumpten großen Ball (Seite 22)
– Ihre Füße sollten dabei sicher
auf dem Boden stehen – vor
Ihrem Partner und lehnen sich
mit Rücken und Kopf an ihn.
Damit der Ball nicht wegrollt,
kann er etwa mit einer Hand-
tuchrolle blockiert werden.
Zum Kraft- ● Diese Stellung eignet sich
schöpfen sehr gut zum Kraftschöpfen bei
weniger starken Wehen.

»Fersensitz«

▶ Sie sitzen auf Ihren Fersen
– die Knie sind geöffnet – und
stützen den Oberkörper auf
einem Ball, einem dicken
Polster oder einem Stuhl ab.
Wenn Ihr Partner auf dem Stuhl
sitzt, können Sie Ihren Kopf
auf seine Oberschenkel legen.
● Diese Stellung eignet sich
gut, wenn Sie spüren, daß
Ihnen die Neigung nach vorne
angenehm ist.

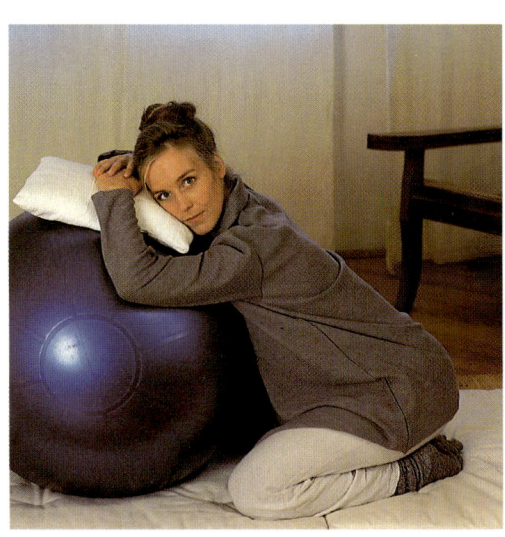

»Fersensitz«

»Halbsitzende Stellung«

▶ Sie sitzen halbliegend an
ein Kissen gelehnt; zwei dicke
Polster unterstützen Ihre geöffneten, leicht nach außen
gedrehten Knie (wie Ausgangsstellung 3, Seite 23).
● Diese Haltung eignet sich,
wenn Sie während der Geburt
müde sind und Sie spüren, daß
Ihnen die nach hinten geneigte
Haltung angenehm ist.

»Abgestützter Vierfüßler«

▶ Sie gehen auf die leicht
geöffneten Knie und legen
Arme und Kopf auf einen
großen Ball (Seite 22) oder ein
Polster (Foto Seite 69).

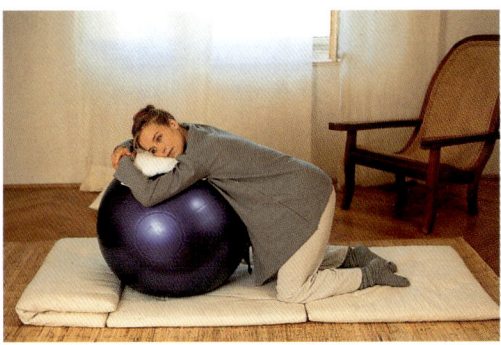

Polster so ab, daß das Knie höher liegt als der Fuß – dadurch wird der Beckenraum zusätzlich geöffnet (wie Ausgangsstellung 5, Seite 23).

● In dieser Haltung wird der Wehendruck nicht weiter verstärkt; sie eignet sich auch gut, wenn Sie während der Geburt sehr müde sind.

Lindert den Wehendruck

»Abgestützter Vierfüßler«

● Sind die Wehen so stark geworden, daß Sie sich in horizontalen Positionen besser entspannen können, gehen Sie dazu über. In dieser Haltung wird der Wehendruck nicht weiter verstärkt; gleichzeitig ist das Becken sehr beweglich.

»Knie-Ellenbogen-Lage«

▶ Sie gehen mit leicht geöffneten Knien auf »alle viere«, stützen sich mit den Unterarmen auf dem Boden ab und lassen Ihr Becken nach Belieben sich wiegend, schwingend und kreisend bewegen (Foto Seite 39).
● Diese Position mildert starken Wehendruck.

»Seitlage«

▶ Sie liegen auf der Seite, das untere Bein gestreckt, das obere gebeugt oder auch beide Beine leicht gebeugt. Stützen Sie das obere Bein durch ein dickes

Geburtsstellungen für die Austreibungsphase

Im folgenden lernen Sie die wichtigsten Stellungen, die in der letzten Geburtsphase (Seite 83) hilfreich sind. Probieren Sie die verschiedenen Möglichkeiten schon in der Geburtsvorbereitungszeit immer wieder einmal aus, damit Sie Ihnen vertraut sind und Sie während der Geburt darauf zurückgreifen können.
Einige der folgenden aufrechten Stellungen mögen Ihnen jetzt vielleicht noch anstrengend erscheinen; sie sind jedoch jeweils nur für die Dauer einer einzelnen Wehe gedacht (circa 60 Sekunden). In den Wehenpausen wählen Sie wieder eine Ihnen angenehme Stellung, in der Sie sich ausruhen können.

Übungen zur Geburtsvorbereitung

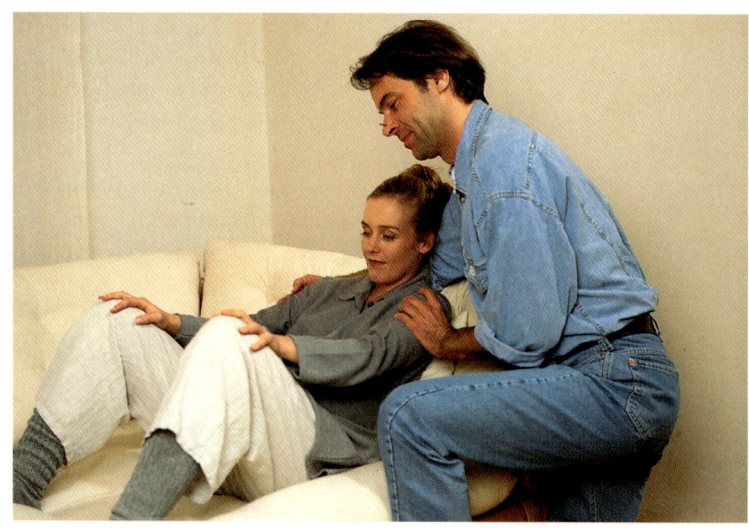

**»Halb-
sitzende
Stellung«**

»Halbsitzende Stellung«

▶ Sie sitzen im Bett. Die
Rückenlehne des Bettes oder
ein Polster sind etwa im 45-
Grad-Winkel geneigt; der Kopf
wird vom Partner oder durch
ein Kissen zusätzlich abgestützt,
ebenso die Füße – entweder
durch Fußstützen oder durch
die Hilfe der Hebamme.
● Diese Stellung ist in jedem
Kreißbett möglich und steigert
die Wirkung Ihres Krafteinsatzes in der Austreibungsphase weit mehr als die früher
häufig angewendete flache
Rückenlage.
Das Abstützen von Kopf und
Füßen hilft bei der Entspannung des Beckenbodens und
macht das Mitschieben ebenfalls wirksamer.

»Halbsitzende Stellung mit
dem Partner«

▶ Dies ist die gleiche Position
wie bei der »Halbsitzenden
Stellung«, nur daß Ihr Partner
jetzt mit gegrätschten Beinen
hinter Ihnen im Bett sitzt (Foto
Seite 74).
● Wenn Ihr Partner seine Füße
während der Wehe anspannt,
haben Sie eine ideale Stütze für
Ihre Füße; nach Bedarf kann er
Ihren Kopf halten.
Mit dieser Position entsteht
für die Paare manchmal das
Gefühl, das Baby »gemeinsam«
zu gebären.

**Das Baby
»gemein-
sam«
gebären**

»Abgestützter Vierfüßler«

▶ Sie gehen auf die leicht geöffneten Knie und legen Arme und Kopf auf einen gepolsterten Stuhl oder einen großen Ball (Foto Seite 69).

● In dieser Stellung wirkt zwar nicht die Schwerkraft, aber das Becken ist sehr beweglich und die Dehnung des Dammes erfolgt besonders schonend.

● Variante: Sie setzen sich auf die Fersen und legen Arme und Kopf auf einen gepolsterten Stuhl oder einen großen Ball.

»Knie-Ellenbogen-Lage«

▶ Sie gehen mit leicht geöffneten Knien auf »alle viere« und stützen sich mit den Unterarmen auf dem Boden ab. Sie lassen Ihr Becken nach Belieben sich wiegend, schwingend und kreisend bewegen (Foto Seite 39).

● Diese Haltung hilft besonders bei sehr raschen Geburten.

Hilfreich bei raschen Geburten

»Seitlage«

▶ Sie liegen auf der Seite, das untere Bein leicht gebeugt. Auf dem unteren Arm abgestützt, können Sie Ihr oberes Bein selbst halten und so Öffnung und Beckenstellung beeinflussen **(1)**, oder Ihr Partner hält und stützt Ihr Bein **(2)**

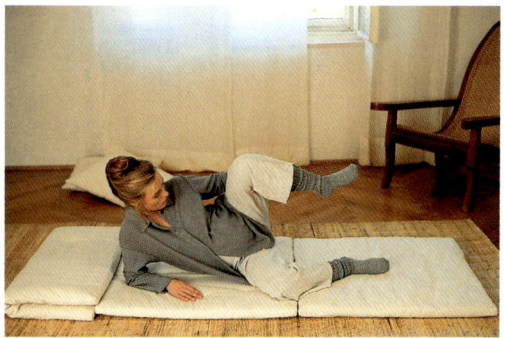

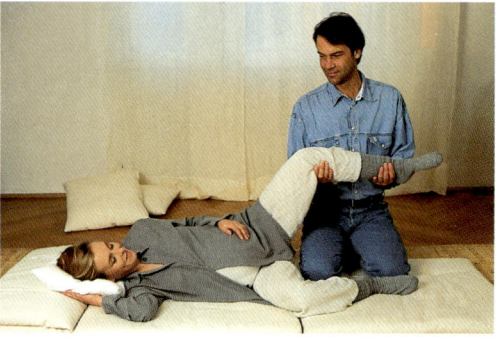

● Diese Stellung eignet sich bei starken Wehen.

»Seitlage« oben (1), unten (2)

»Abgestützter Kniestand«

▶ Sie knien mit leicht geöffneten Beinen und stützen Kopf und Arme auf das senkrecht gestellte Kopfteil des Bettes oder auf einen etwa mit einem Kissen gepolsterten Tisch (Foto Seite 72). Oder Ihr Partner kniet sich vor Sie oder sitzt vor Ihnen auf einem Hocker, so daß Sie sich an seinen Schultern abstützen können.

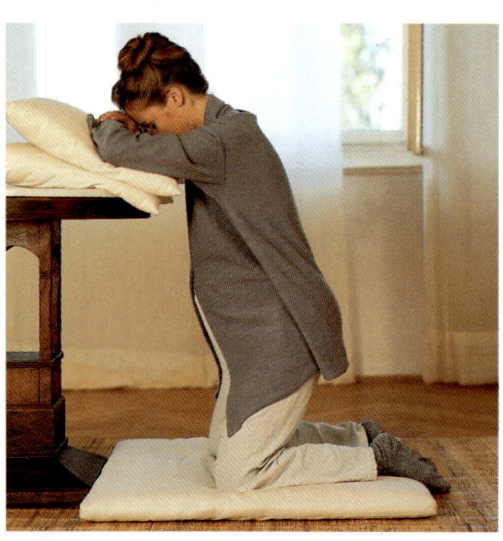

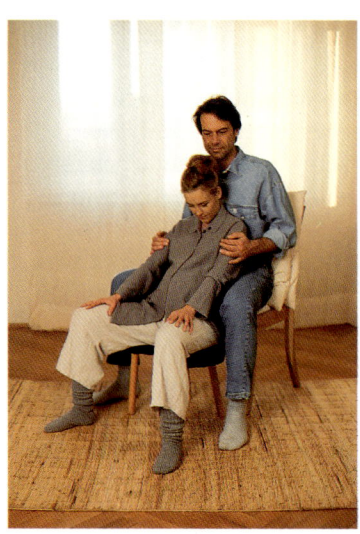

»Sitz auf dem Gebär- hocker«

»Abgestützter Kniestand«

»Abgestütztes Stehen«

▶ Sie stellen sich so hin, daß Sie sich mit den Armen auf einem Tisch oder Bett abstützen können; die Beine sind etwas geöffnet, die Knie leicht gebeugt und nach außen gedreht (Foto Seite 66).

»Hängendes Stehen«

▶ Sie stellen sich so hin, daß Sie sich an Ihren Partner oder ein Seil hängen und sich daran festhalten (Foto Seite 67).
● Hängende Stellungen öffnen das Becken besonders gut.

»Sitz auf dem Gebärhocker«

▶ Sie sitzen auf einem Gebärhocker und lehnen sich an Ihren Partner, der hinter Ihnen auf einem Stuhl sitzt.
● In dieser Haltung sind Arme und Beine entlastet, der Oberkörper ist trotzdem aufgerichtet und das Becken geöffnet.

»Hocke«

▶ Sie gehen in die Hocke – die Fußsohlen mit den Fersen auf dem Boden – und halten sich an einer Sprossenwand, einem Seil, an den Klinken einer Tür oder an Ihrem Partner fest (Foto Seite 61). Oder Sie lassen sich von zwei Personen rechts und links an den Armen halten.

»Hängende Hocke«

▶ Ihr Partner sitzt mit leicht geöffneten Beinen auf einem Stuhl. Sie gehen zwischen seinen Beinen in die Hocke – die Fußsohlen mit den Fersen auf dem Boden – und stützen sich mit gebeugten Armen auf seinen Oberschenkeln ab.

● Diese Stellung bringt die größte Verstärkung von Druck und Öffnen. Die Beine Ihres Partners sollen so eng wie möglich stehen, das gibt Ihnen mehr Halt. In den Wehenpausen eignet sich die »Abgestützter Vierfüßler«-Stellung (Seite 69) gut zum Ausruhen.

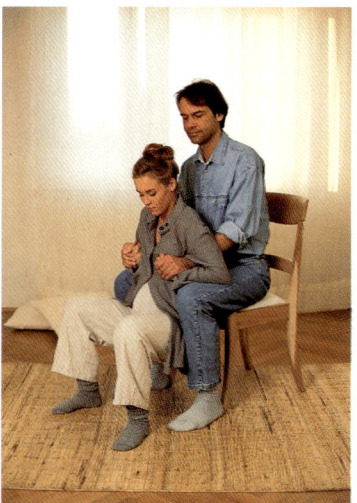

»Hängende Hocke«

Zum Abschluß

Vielleicht ist während des Übens irgendwann bei Ihnen die Frage aufgetaucht, ob Sie sich bei der Geburt wohl auch an alles werden erinnern können, was sie jetzt geübt haben.
Sie können darauf vertrauen: Wenn Sie sich Atmung und Geburtsstellungen in Ihrer Vorbereitungszeit in aller Ruhe »bewußt« gemacht haben, dann können Sie zwar bei der Geburt vielleicht alles »vergessen«, doch Ihr Körper hat ein eigenes »Gedächtnis« und wird sich daran erinnern. Auch Ihr Baby wird seinen eigenen Weg suchen und finden, um auf die Welt zu kommen.
Machen Sie sich also frei von allem Denken und Planen, ebenso von festen Vorstellungen, wie Ihr Kind zur Welt kommen soll – dann kann Ihr gemeinsames Geburtserlebnis später um so klarer werden.

Sie werden sich später an alles erinnern!

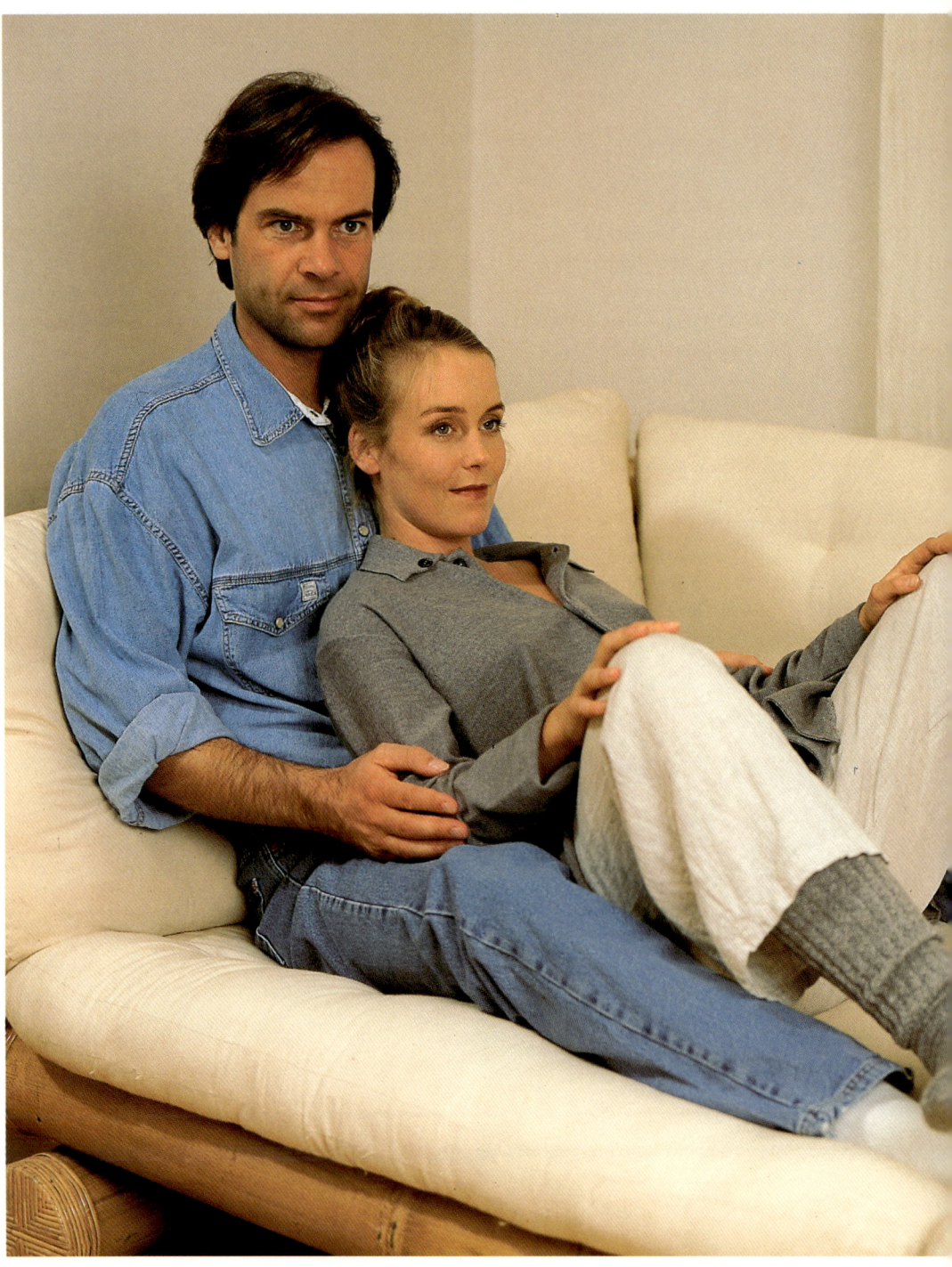

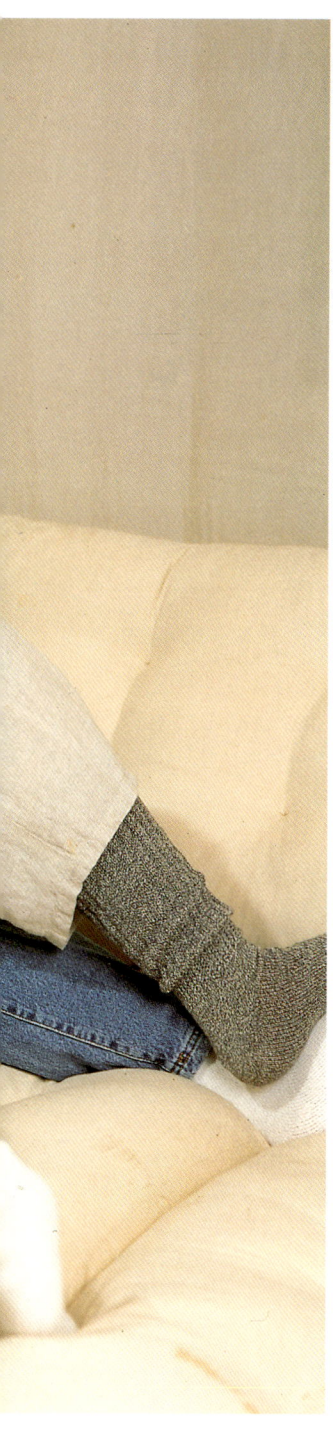

Geburt und Wochenbett

**Auf die Geburt Ihres Kindes
haben Sie sich in den letzten
Monaten gut vorbereitet und
können nun mit aller Achtsamkeit
und entspannt die letzte Zeit
genießen.
Beschäftigen Sie sich gemeinsam
mit Ihrem Partner mit den Erläute-
rungen der Geburtsphasen, der
Geburtsstellungen, der Wehenatmung. Vertrauen Sie auf Ihre
Kraft und auf die Kraft Ihres
Kindes, wenn die Geburt beginnt.
Geboren werden und gebären –
beides gehört zu den wohl
größten »Abenteuern« in unserem
Leben. Freuen Sie sich auf
Ihr Abenteuer – die Geburt Ihres
Kindes.**

Die Geburt

Nur wenige Babys kommen zum errechneten Termin auf die Welt – zwischen drei Wochen davor und bis zu zwei Wochen danach können Sie mit der Geburt Ihres Kindes rechnen. In diesen letzten Tagen wächst bei fast allen Frauen der tiefe Wunsch, daß es bald soweit sein möge. Manchmal entsteht sogar eine richtige Vorfreude, nicht nur auf das Baby, sondern auch auf die Geburt, auch wenn das wenige Wochen zuvor undenkbar schien.

Vorfreude auf das große Ereignis

Die Geburt beginnt

Die Geburt kann mit einem Blasensprung beginnen, das heißt, das Fruchtwasser läuft entweder mit einem kleinen, kurzen Schwall oder tröpfelnd aus. Meistens beginnt die Geburt aber mit regelmäßiger werdenden Wehen, deren Abstände sich verkürzen. Viele Frauen, auch wenn sie schon geboren haben, sind eine Zeitlang unsicher, ob sie Vor-

wehen oder Geburtswehen haben. Ein warmes Bad schafft meist Klarheit: Wenn die Wehen im Anschluß daran nachlassen, bedeutet das zunächst »Entwarnung«, wenn sie stärker werden, sind es sehr wahrscheinlich Geburtswehen. Wenn die Abstände kürzer werden, wenn Intensität und Dauer der einzelnen Wehen zunehmen, deutet dies ebenfalls auf den Geburtsbeginn hin.

Bitte beachten Sie

● Fahren Sie in die Klinik oder benachrichtigen Sie Ihre Hebamme, sobald Sie den Wunsch nach Betreuung haben. Stellt sich heraus, daß es noch nicht so weit war, wie Sie dachten – scheuen Sie sich nicht, wieder nach Hause zu fahren.
● Besprechen Sie rechtzeitig vor dem Geburtstermin mit Hebamme oder Arzt, wie Sie sich im Fall eines Blasensprungs verhalten sollen.
● Sollte es anfangen, menstruationsartig zu bluten – einzelne Tropfen sind bedeutungslos –, müssen Sie sofort Ihre Klinik aufsuchen; nur hier kann die Ursache festgestellt und behandelt werden.

Der Kontakt zur Hebamme

Wenn Sie Ihren Geburtsplatz bewußt gewählt haben, ist das Vertrauensverhältnis schon angebahnt. Sprechen Sie, wenn Sie in die Klinik kommen, mit der Hebamme, die Sie betreut (vor allem, wenn Sie sich zuvor nicht kennengelernt haben). Sagen Sie ihr, was Ihnen wichtig ist, oder, wenn nötig, was Sie beunruhigt. Ein offenes Gespräch macht es Ihrer Hebamme leichter, auf Sie einzugehen.

Die Eröffnungsphase

In der Schwangerschaft bildet der Gebärmutterhals (Grafik (1) Seite 83) einen festen Muskelverschluß. Bei den Geburtswehen ziehen sich die Gebärmuttermuskeln in der Längsrichtung zusammen, so daß das Kind nach unten geschoben wird und zunehmend auf den Muttermund – die Gebärmutteröffnung – drückt. Muskelzug und Druck des Köpfchens bewirken zuerst das Verkürzen des Gebärmutterhalses, dann das Öffnen des Muttermundes (Grafik (2), Seite 83). Diesen

Das Baby wird nach unten geschoben

Vorgang können Sie sich vielleicht besser vorstellen, wenn Sie daran denken, wie Sie sich einen engen Rollkragen über den Kopf ziehen. Die Eröffnungsphase ist beendet, wenn der Muttermund vollständig eröffnet ist – er hat dann einen Durchmesser von etwa zehn Zentimetern. Wenn die Hebamme Sie vaginal untersucht, ertastet sie die Öffnung und erfährt so, wie weit die Geburt fortgeschritten ist.

Die Zeit, in der sich die letzten zwei bis drei Zentimeter des Muttermundes öffnen (Grafik (3) Seite 83), und die sich meist durch längere, intensivere und unregelmäßigere Wehen von der Eröffnungsphase unterscheidet, nennt man Übergangsphase (Seite 80).

Jetzt ist schon viel geschafft

Was hilft in der Eröffnungsphase?

Zu Beginn der Eröffnungsphase, wenn die Wehen noch nicht so stark und die Pausen noch lang sind, können Spazierengehen, Gespräche oder auch eine schöne Musik willkommene Entspannung und Ablenkung bieten – bringen Sie sich »Ihre« Kassette und einen Recorder oder Walkman mit.

Wenn die Wehen stärker und die Pausen kürzer werden, brauchen Sie Ihre ganze Kraft und Ihre volle Konzentration, um jede einzelne Wehe mit der Ihnen vertrauten Atemtechnik (Seite 62) zu »veratmen«. Die Pausen dazwischen sind jedoch fast immer schmerzfrei; sie bieten Ihnen die Möglichkeit, sich zu entspannen und Kraft zu schöpfen für die nächste Wehe.

Vor allem bei der ersten Geburt öffnet sich der Muttermund anfangs oft eher langsam, was Ihnen die Möglichkeit gibt, sich auf die Wehen schrittweise einzustellen.

Die zweite Hälfte der Eröffnung geht in der Regel dann wesentlich schneller. In dieser Phase wird Ihr Zeitgefühl vorübergehend in den Hintergrund treten – auch das hilft Ihnen, innerlich loszulassen.

Entspannung in den Wehenpausen

Machen Sie sich bewußt

Sie können durch Ihre Vorbereitung – durch Atmung, Entspannung, Bewegung und durch ein geschütztes Umfeld – die wesentlichen Voraussetzungen für das Öffnen des Muttermundes schaffen. Dieses innere Öffnen ist letztlich aber ein »Geschehenlassen«. Die Kraft, die Leben hervorbringt – man könnte sie Urkraft nennen –, will in Ihnen wirken, damit Ihr Kind geboren werden kann. Lassen Sie ihr Wirken zu!

Geburtsstellungen in der Eröffnungsphase

Jede Frau entwickelt während der Eröffnungsphase ihre eigene, individuelle Dynamik und eine Empfindung dafür, welche Positionen ihr während der Geburt gut tun. Deshalb kann es auch keine »allgemeingültige« Anleitung geben, die jeder Frau gerecht wird. Grundsätzlich wirken vertikale Stellungen (Seite 65) – also aufrechte Haltungen – vor allem in der Eröffnungsphase meist geburtsbeschleunigend, weil so die Wehen das Baby stärker nach unten drücken. Sie sollten deshalb möglichst so lange in aufrechter Haltung bleiben, wie Sie gut damit zurechtkommen. (Wenn die Wehenabstände allerdings noch so groß sind, daß Sie schlafen oder zumindest ausruhen können und wollen, dann sammeln Sie lieber Ihre Kräfte und überlassen Sie die »Vorarbeit« Ihrer Gebärmutter.)

Manche Frauen bleiben fast während der gesamten Eröffnungsphase aufgerichtet, andere wiederum bevorzugen schon bald waagerechte oder liegende und damit druckentlastende Stellungen (Seite 69), vor allem bei einer kurzen, intensiven Geburt.

Günstig: Die aufrechte Haltung

Waagerechte Positionen entlasten

Wehenatmung in der Eröffnungsphase

Bei den meisten Geburten steigert sich die Intensität der Wehen allmählich, so daß Sie im Verlauf der Eröffnungsphase »üben« können, mit ihnen umzugehen. Beantworten Sie deshalb schon leichte Kontraktionen mit der Ihnen vertrauten Atemtechnik »Wehenatmung für die Eröffnungsphase« (Seite 62) – Ihre Atemerfahrung wächst so von Wehe zu Wehe. Wenn Sie sich auf dieses Atemmuster einlassen und es in der Geburtsvorbereitung immer wieder geübt haben, wird es Ihnen auch während der Geburt als Unterstützung mit großer Wahrscheinlichkeit zur Verfügung stehen.

Finden Sie zu Ihrem Atemrhythmus

Dem eigenen Rhythmus folgen

Mit der folgenden Anleitung schlage ich Ihnen bewußt keinen festen Atemrhythmus vor, damit sich Ihr Atem während der Geburt der jeweiligen Situation anpassen kann.
● Es ist ratsam, während der Wehen immer durch den Mund auszuatmen – das Einatmen kann durch Nase oder Mund erfolgen, wie es Ihnen angenehmer ist.

● Zu Beginn der Eröffnungsphase genügt ein gehauchtes »haaaah«. Wenn die Wehen stärker werden, werden Sie das Bedürfnis haben, zu stöhnen. Lassen Sie Spannung und Schmerz der Wehe mit weichen, tiefen – wenn nötig auch lauten – Tönen heraus. Halten Sie nichts zurück, aber verstärken Sie Ihre Töne auch nicht künstlich.

Machen Sie sich Luft!

● Versuchen Sie während der Wehenatmung immer wieder, sich das Öffnen des Muttermundes mit Hilfe eines Bildes vorzustellen – etwa eine Blüte, die sich öffnet, ein Rollkragen, der sich dehnt, während er über den Kopf gezogen wird, oder Ringe, die entstehen, wenn Sie einen Stein ins Wasser werfen.
● »Jede Wehe dauert nur begrenzte Zeit«: Dieser Satz ist vielen Frauen zu einer entscheidenden Hilfe geworden. Eine Wehe dauert 60 bis 90 Sekunden. In der ersten Hälfte dieser Zeit nimmt die Intensität zu, nach dem Höhepunkt sinkt sie, danach kommt fast immer eine schmerzfreie Pause. Versuchen Sie daher, sich auf jede einzelne Wehe so einzustellen, als ob sie die einzige wäre: Diese Wehe ist jetzt vorbei, die nächste ist noch nicht da. So können Sie Schritt für Schritt weitergehen und sich durch bewußtes Ent-

In der Gegenwart bleiben

spannen in den Pausen ausruhen, um Kraft für die nächste Wehe zu schöpfen.

● Und: »Jede Wehe bringt Dich Deinem Kind ein Stück näher«. Auch dieser Satz kann Ihnen helfen, sich in den Wehenpausen neu zu motivieren!

Motivation in den Wehenpausen

Hilfe durch den Partner

Wenn keine besondere Hilfe notwendig ist, wird die Hebamme Ihre Partnerin und Sie in dieser Anfangsphase wahrscheinlich nur zeitweise betreuen, damit Sie sich möglichst ungestört gemeinsam auf die Geburtsarbeit einstellen können.

Ihre Aufgabe ist jetzt, Ihre Partnerin körperlich und seelisch so weit wie irgend möglich zu unterstützen:

● Sie helfen ihr bei der für sie jeweils günstigsten Lagerung (Seite 65).

● Sie erinnern sie an das entspannte Atmen (Seite 62): Auch wenn Ihre Partnerin die Wehenatmung gut geübt hat, kann es vorkommen, daß sie bei zunehmender Wehenstärke »vergißt«, weiterzuatmen. Wenn Sie sie dann daran erinnern oder ihr »voratmen«, wird sie wahrscheinlich bald in ihr vertrautes Atemmuster zurück-

kehren. Erinnern Sie Ihre Partnerin auch immer wieder daran, den Mundraum zu entspannen (Seite 51).

● Sie helfen ihr mit einer Massage (Seite 56) oder durch entspannende Berührung (Seite 58). Die am häufigsten angewendete Massage ist das Kreisen auf dem Kreuzbein (Seite 57).

Bei zunehmender Wehenstärke kann es sein, daß Ihre Partnerin jede Bewegung am Körper als »zuviel« empfindet. Viele Frauen bevorzugen dann ein ruhiges Halten des Rückens, der Füße (Seite 59) oder auch von Kopf und Nacken mit mehr oder weniger Druck. Vor allem bei Wehen, die sich als Kreuzschmerz auswirken, bringt massiver Druck (manchmal auch Wärme) auf das Kreuzbein die größte Erleichterung (Seite 60).

An das Loslassen erinnern

Hilfreich: Druck und Wärme

Die Übergangsphase

Die letzten zwei bis drei Zentimeter des Muttermundes öffnen sich. Die Wehen sind jetzt sehr stark, möglicherweise auch nicht mehr so regelmäßig wie zuvor; der tiefertretende Kopf des Kindes bewirkt oft ein Druckgefühl auf dem Darm, das sich wie Stuhldrang anfühlt.

Körpereigene Medikamente

In dieser Phase produziert der Körper große Mengen von körpereigenen Opiaten (Endorphine), vor allem bei Geburten, die nicht durch Medikamente beeinflußt wurden, und wenn sich die Frau sicher und unterstützt fühlt. Endorphine sind hormonähnliche Stoffe, die der Schmerzstillung in Extremsituationen dienen. Gleichzeitig bewirken sie eine situationsabhängige seelische Veränderung: In der Übergangsphase können sie entweder ein vorübergehendes Resignieren, verbunden mit großer Müdigkeit, erzeugen, einen tranceartigen Zustand oder eine ärgerliche, fast aggressive Weigerung, weiterzumachen. Diese Reaktionen helfen einerseits, die restliche innere Spannung abzubauen, damit sich der Muttermund vollständig öffnen kann, andererseits **Wichtig: Neue Kräfte sammeln** sammeln und aktivieren Sie so die nötigen Kräfte für die Austreibungsphase (Seite 83).

Was hilft in der Übergangsphase?

Viele Frauen glauben in den letzten Minuten, bevor der Muttermund vollständig geöffnet ist, mit ihrer körperlichen und seelischen Kraft an eine Grenze gekommen zu sein. Wenn Sie sich schon vorher darauf einstellen, daß dies völlig normal ist, werden Sie die Situation besser bewältigen können. Manche Frauen führt diese Phase in tiefe, innere – in wesentliche Erfahrungen. Bitten Sie die Hebamme, bei Ihnen zu bleiben, wenn Sie spüren, daß Sie jetzt mehr Betreuung brauchen. Oft hilft es, zu erfahren, wie weit die Geburt fortgeschritten ist; fast immer ist jetzt die ruhige, zuversichtliche Ausstrahlung der Hebamme, ihre Bestätigung, daß alles in Ordnung ist, die wichtigste Unterstützung.

Hilfe durch die Hebamme

Geburtsstellungen in der Übergangsphase

Welche Stellung Sie in der Übergangsphase einnehmen, richtet sich wieder nach Ihrem Empfinden – viele Frauen bevorzugen jetzt waagerechte Positionen (Seite 68). Manchmal rät die Hebamme auch zur seitlichen Lagerung, wenn das Baby sich noch nicht vollständig in den Geburtsweg hineingedreht hat. In der Seitlage (Seite 71) ist es dann oft sehr erleichternd, wenn Ihr Partner Ihr oberes Bein weit geöffnet hält oder abstützt; Ihr Knie sollte dabei etwas höher sein als der Fuß (Foto Seite 71, »Seitlage« 2).

Wehenatmung in der Übergangsphase

Die meisten Frauen behalten in der Übergangsphase die »Wehenatmung für die Eröffnungsphase« (Seite 62) bei, vertiefen die Atmung bei Bedarf und intensivieren das Ausstöhnen, worauf sich der Partner einstellen sollte. Vielen, vor allem den sehr diszplinierten Frauen, hilft es sehr, wenn sie dann zum Herauslassen der Spannung immer wieder ermutigt werden.

Die Spannung herauslassen

Wenn die Wehen so stark werden sollten, daß Sie nicht mehr genügend Erleichterung finden, können Sie den Höhepunkt der Wehe, das sind die mittleren 20 bis 30 Sekunden, mit der »Wehenatmung für die Übergangsphase« (Seite 64) überbrücken. Die Hebamme wird Ihnen helfen, die für Sie günstigste Atemtechnik zu finden.

Hilfe durch den Partner

Diese Phase der Geburt erfordert besonders viel Einfühlungsvermögen.

● Vielleicht können Sie Ihrer Partnerin jetzt mit Massage (Seite 56) oder Berührung helfen – zum Beispiel mit einem ruhigen, festen Halten der Füße (Seite 59). Es kann aber auch sein, daß in diesem für die meisten Frauen schwierigsten Abschnitt der Geburt kaum äußere Hilfe möglich ist. Ihre Partnerin braucht jetzt ihre ganze Kraft und Konzentration für die Wehen und manchmal ist jede noch so liebevolle Berührung »zuviel«.

Manchmal ist keine äußere Hilfe möglich

● Viele Frauen äußern jetzt das Gefühl, die Grenze ihrer Kraft erreicht zu haben, in Sätzen wie »Ich kann nicht mehr« oder »Ich mag nicht mehr«. Manchen Frauen hilft dann die Ermutigung sehr, daß die Geburt nun nicht mehr lange dauert – andere dagegen mögen jetzt kaum noch angesprochen werden.

● Diese Phase ist vielleicht auch für Sie, der ja helfen möchte, nicht leicht zu ertragen. Unterschätzen Sie gerade dann nicht, wie wichtig und hilfreich allein die Anwesenheit eines vertrauten Menschen ist, daß ein stilles inneres Begleiten ebenso wichtig sein kann wie aktive äußere Hilfe. Und vergessen Sie nicht – die Hebamme steht auch Ihnen als Ansprechpartner zur Verfügung!

Auch passive Begleitung kann helfen

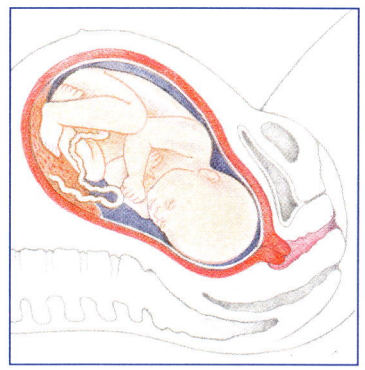

Vor der Geburt (1)

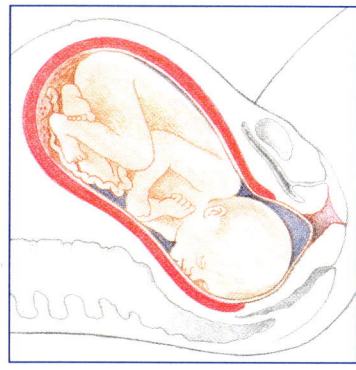

Übergangs- phase (3)

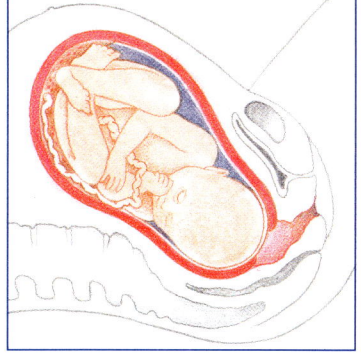

Eröffnungs- phase (2)

Austreibungs- phase (4)

Die Austreibungs- phase

Nachdem der Muttermund vollständig geöffnet ist, wird das Baby durch die Kraft der Preßwehen und unterstützt durch die Arbeit der Bauchmus- keln 15 bis 20 Zentimeter durch den Geburtsweg nach unten geschoben (4). Manchmal schiebt sich das Baby mit wenigen, urkraftartigen Wehen heraus, manchmal sind die Preßwehen so schwach, daß sie

gar nicht als Drang, mitzu- schieben, erlebt werden. Dann kommt es vor allem auf die Wahl einer günstigen Stellung (Seite 69) und den richtigen Einsatz Ihrer Kräfte an.

Was hilft in der Austreibungsphase?

Mit Beginn der Austreibungs- phase kehren – für viele Frauen überraschend – die Kräfte zurück. Die Wehen, die Ihr Kind hinunterschieben, können

Ihre Mitarbeit ist wichtig

eine ungeahnte Kraft entwickeln – eine Urkraft, die Ihren ganzen Körper erfaßt; sie können aber auch schwach sein, so daß Ihr bewußtes Mitarbeiten jetzt noch einmal sehr gefordert ist. Dabei gibt es manchmal vorübergehend eine Pause, in der Sie erneut Kraft schöpfen können.

Daß die Austreibungsphase so unterschiedlich verläuft, hängt auch von Ihrem Kind ab – von seiner Größe, seinem Temperament und seiner Aktivität.

Jede Geburt, jede Mutter, jedes Kind hat einen eigenen Rhythmus, der nicht gestört werden sollte. Arzt oder Hebamme können zwar unterstützend und beschleunigend eingreifen, doch sollte das nur geschehen, wenn es für die Gesundheit von Mutter oder Kind unerläßlich ist.

Die Mehrzahl der Frauen empfindet es als große Erleichterung, jetzt aktiv mitschieben zu dürfen. Wenn Sie jedoch spüren, daß in dieser letzten Phase der Geburt Angst oder Widerstand aufkommt, sprechen Sie es aus! Oft bringt dies schon genügend Entlastung; sonst wird die Hebamme Sie entsprechend unterstützen. Und denken Sie daran: Auch jetzt kann Ihr inneres »Ja-Sagen« viel bewirken.

Wahrscheinlich können Sie sich die Dehnung der Scheide und des Dammes, bis das Köpfchen geboren ist, kaum vorstellen. Es ist hilfreich zu wissen, daß sich die Muskeln, die den Geburtskanal bilden, wie bei einem Faltenrock »entfalten« und dadurch genug Platz geschaffen wird, um das Baby herausgleiten zu lassen. Je besser Sie dabei Ihren Beckenboden entspannen können, desto mehr werden Sie den Kopf Ihres Babys und Ihren Körper, aber auch Ihre Kräfte schonen.

Die starke Dehnung verursacht meist ein brennendes Gefühl, doch nur für kurze Zeit, denn die Geburt steht unmittelbar bevor!

In dieser Geburtsphase hilft – wenn erforderlich – die Hebamme, indem Sie Ihnen sagt, wie Sie Ihre Kraft bei den Wehen gezielt einsetzen können und wann Sie den »Schiebedruck« anwenden dürfen (Seite 64), um den Kopf Ihres Babys und Ihren Damm zu schonen, sofern kein Dammschnitt gemacht wurde. Je nach Wehenstärke und -dauer sind einige wenige oder auch mehrere Wehen nötig, bis der Kopf Ihres Babys aus dem Geburtskanal geschoben wird. Sobald der Kopf geboren ist, genügt meist eine einzige weitere Wehe,

Die Kraft gezielt einsetzen

und Ihr Kind gleitet, von der Hebamme geleitet, heraus.

Geburtsstellungen in der Austreibungsphase

Die Hebamme hilft Ihnen

Welche Stellung Sie wählen oder zu welcher Position die Hebamme Ihnen in der Austreibungsphase rät, hängt von der jeweiligen Situation ab: Je schwächer Ihre Wehen sind, desto wichtiger und hilfreicher sind jetzt aufrechte Positionen (Seite 72), da so der Druck des Babys nach unten verstärkt wird und sich Becken und Damm leichter weiten.

Schiebedruck in der Austreibungsphase

Die Hebamme gibt Ihnen Anleitung

Die meisten Frauen, die zu einer zuversichtlichen inneren Einstellung finden und eine beruhigende, vertrauensfördernde Begleitung erhalten, wissen intuitiv, wie sie sich in dieser Phase richtig verhalten. Die Hebamme, die Sie jetzt durchgehend betreut, wird Ihnen mit ihrer Erfahrung zur Seite stehen.

Machen Sie sich bewußt: Schieben kann ein Herausgleiten bedeuten, aber auch den Einsatz all Ihrer Kraft. Wenn die Wehen sehr stark sind, überlassen Sie sich ihrer Urkraft.

Sich öffnen ist jetzt das Wichtigste

Achten Sie auf das Sich-Öffnen! Atmen oder stöhnen Sie aus, soviel Ihnen gut tut – die Geburt wird auch ohne Ihr aktives Mitschieben schnell gehen. Wenn die Wehen schwächer sind, brauchen Sie den bewußten und – jetzt – kraftvollen Einsatz des nach unten gerichteten »Schiebedrucks«, wie Sie ihn in der Übung »Schiebedruck für die Austreibungsphase« kennengelernt haben (Seite 64).

Während des Schiebens sollten Sie nur wenig und gebremst ausatmen – wie beim Aufblasen eines Luftballons. Versuchen Sie gleichzeitig immer wieder, sich die geöffnete »Schließmuskelblüte« (Seite 53) vorzustellen. Eine Wehe dauert etwa 60 Sekunden, so daß Sie den »Schiebedruck« meistens mehrere Male während einer Wehe brauchen werden.

Wenn der Kopf des Babys kommt

Wenn der Kopf des Babys geboren wird, das heißt während der letzten zwei bis drei Wehen, können Sie auf Anweisung der Hebamme mit der »Wehenatmung für die Übergangsphase« (Seite 64) kurzzeitig den Wehendruck verringern, damit der Damm genügend Zeit hat, sich zu dehnen. Manche Hebammen verwenden für diese Atemtechnik auch den Begriff »Hecheln«.

Hilfe durch den Partner

Jetzt ist aktive Hilfe notwendig

In dieser Phase werden Sie wahrscheinlich sehr gebraucht, um Ihre Partnerin in der ihr jeweils bequemsten Geburtsposition abzustützen, es sei denn, sie bevorzugt Stellungen, die sie alleine einnehmen kann oder will.

● Denken Sie daran, daß der Schiebedruck (Seite 64), vor allem wenn es länger dauert, viel Kraft erfordert. Dann hilft es Ihrer Partnerin sehr, wenn Sie sie dabei immer wieder ermutigen.

● Sorgen Sie dabei auch für sich selbst – für eine gute Haltung und den schonenden Einsatz Ihrer Kräfte. Wenn Ihre Partnerin spürt, daß Sie sich verspannen, ist Ihre Hilfe nicht mehr so wirksam!

● Den körperlichen Teil der Geburtsarbeit muß die Frau leisten. Aber manchmal ist es möglich, den seelischen Krafteinsatz durch liebevolle Unterstützung gemeinsam zu tragen.

Ihr Kind ist geboren

Lassen Sie sich und Ihrem Kind Zeit für den ersten »Augenblick«. Wenn das Licht gedämpft ist, wird auch Ihr Baby wahrscheinlich den Blickkontakt suchen. Spüren Sie, wann Sie so weit sind, Ihr Kind in den Arm zu nehmen. Viele Kinder, vor allem wenn sie ruhig und liebevoll empfangen werden, schreien nicht gleich.

Keine medizinische Routinemaßnahme sollte jetzt stören. Wenn nicht sofort nach der Geburt abgenabelt wird, hat Ihr Kind mehr Zeit, sich auf die eigene Atmung umzustellen. In den nächsten Minuten – manchmal dauert es ein bis zwei Stunden – löst sich der Mutterkuchen (Plazenta) von der Gebärmutterwand. Stellen sie sich darauf ein, auch ihn noch »loszulassen«.

Inzwischen ist es wieder (fast) selbstverständlich geworden, dem Baby die Brust zu geben, sobald es die Bereitschaft dazu zeigt. Dieses erste Anlegen unterstützt die Ablösung der Plazenta, fördert die Rückbildung der Gebärmutter, regt die Milchbildung an und läßt – nicht zuletzt – die Verbindung zwischen Mutter und Kind wachsen.

Das erste Anlegen an die Brust

Für kurze Zeit wird die Hebamme Sie nun vielleicht allein lassen, damit Sie mit Ihrem Baby ungestört sind. Bei vielen Müttern entsteht nicht selten trotz der gerade überstandenen großen körperlichen Anstrengung eine große Freude und Wachheit. Es kann aber ebensogut sein, daß Sie sich sehr erschöpft fühlen, manchmal verbunden mit einem starken Zittern, und Sie zunächst gar kein »Muttergefühl« haben. Machen Sie sich deshalb keine Vorwürfe – bei vielen Frauen wächst die Freude über ihr Kind erst langsam.

Erschöpfung, Freude und Erleichterung

Auch für den Vater mischt sich wahrscheinlich die Erschöpfung, bedingt durch die seelische Anspannung, mit großer Freude und Erleichterung.

Wenn es anders kommt

Jede Geburt ist anders und stellt die Frau vor eine individuelle Aufgabe. So kann es trotz aller Vorbereitungen auf eine natürliche Geburt Situationen geben, in denen es notwendig ist, medizinische Hilfe anzunehmen, um ihre Gesundheit oder die des Kindes zu erhalten. Vielen Frauen fällt es leichter, damit umzugehen, wenn sie sich diese Möglichkeit zuvor bewußt gemacht haben. Deshalb: Selbst wenn die Geburt mit einem Kaiserschnitt beendet werden muß, war keine Wehe »umsonst«, sondern hat Ihnen und Ihrem Kind einen Teil der Geburtserfahrung ermöglicht.

Manchmal ist medizinische Hilfe nötig

Keine Wehe war umsonst

Das Wochenbett

Die Zeit nach der Geburt, das Wochenbett, dauert sechs bis acht Wochen. In diesem Zeitraum bilden sich die Veränderungen, die durch Schwangerschaft und Geburt entstanden sind, wieder zurück:

Sie brauchen jetzt viel Erholung

● Die Gebärmutter wird zunehmend kleiner, bis sie wieder ihre ursprüngliche Größe erreicht hat. Gleichzeitig heilt die innere Wundfläche, die durch die Lösung des Mutterkuchens bei der Geburt entstanden ist. Sie sehen das daran, daß der zunächst blutige Wochenfluß zunehmend heller und weniger wird und schließlich versiegt.

● Ihr Beckenboden hat bei der Geburt eine maximale Öffnung erfahren, die gedehnte Bauchdecke ist zunächst schlaff. Diese zusammenhängenden Muskelgruppen, die zunächst kaum belastbar sind, gewinnen langsam ihre Spannkraft zurück. Das kann durch behutsame Gymnastik beschleunigt, durch Überforderung aber auch behindert werden. Bis die Spannkraft wiederhergestellt ist, sollten Sie auch den Rücken möglichst wenig belasten, um Rückenschmerzen vorzubeugen.

Den Rücken möglichst nicht belasten

● Wieder findet eine große Hormonumstellung statt – diesmal ist sie auf die Milchbildung ausgerichtet. Meistens erfolgt der Milcheinschuß am dritten Tag nach der Geburt. In den Stunden, bis die Milch anfängt zu fließen, erleben viele Frauen das Anschwellen der Brüste körperlich und seelisch als starke Spannung.

Nicht selten trägt die hormonelle Veränderung in den ersten Tagen und Wochen auch zu einem Stimmungstief bei. Auf diese Möglichkeit sollten Sie sich als Paar einstellen, damit Sie nicht davon überrascht werden. Vor allem, wenn äußerlich alles in bester Ordnung ist, sind diese mitunter heftigen Stimmungsschwankungen für Sie beide, aber auch für die Menschen Ihrer Umgebung oft schwer verständlich.

Stimmungstiefs sind ganz normal

● Mutter und Kind lernen sich kennen. Plötzlich haben Sie rund um die Uhr die Verantwortung für das Wohlergehen dieses kleinen Menschen, den

Sie erst verstehen lernen und dessen Gedeihen anfangs vollkommen von Ihrer Zuwendung abhängt. Diese Verantwortung, aber auch die Einschränkung Ihrer persönlichen Freiheit will ganz besonders in diesen ersten Wochen verkraftet werden.

An den Vater

Mutter und Kind brauchen für einen guten Start ein »geschütztes Nest«. Das gelingt meist am besten, wenn Sie als Vater wenigstens für die ersten Tage, noch besser Wochen, Ihre Arbeit unterbrechen oder wenigstens einschränken, um genug Zeit für Ihre Familie zu haben. So können Sie am unwiederbringlichen Lebensanfang Ihres Kindes teilnehmen und Ihrer Frau während eines der sensibelsten Lebensabschnitte beistehen. Nicht nur die Geburt, auch ein gemeinsam gemeistertes Wochenbett kann ein tiefes Vertrauen in Ihre Beziehung erzeugen.

Die erste Zeit mit dem Baby

Was hilft im Wochenbett?

Über den ersten aufregenden Tagen wird leicht vergessen, daß Sie bei der Geburt eine körperliche Höchstleistung vollbracht haben und in den ersten Tagen danach dringend eine Erholungspause brauchen. Wichtig ist, daß Sie immer wieder einmal für kurze Zeit aufstehen, um den Kreislauf anzuregen und um Stauungen in den Venen zu verhindern. Sie sollten jedoch auch noch viel liegen, damit die Gebärmutter, die sich durch die Nachwehen Tag für Tag weiter verkleinert, nicht zu lange auf den gedehnten und instabilen Beckenboden drückt.

Wichtig: Den Kreislauf anregen

Übungen für die ersten zehn Tage nach der Geburt

Für Ihr Wohlbefinden und um die bei der Geburt stark beanspruchten Muskeln bei der Regeneration zu unterstützen, können Sie in den ersten zehn Tagen nach der Geburt einige grundlegende Übungen nützen, die Sie schon bei der Geburtsvorbereitung kennengelernt haben.

Jede größere Belastung in dieser Phase schadet den Bauch- und Rückenmuskeln, vor allem aber den Beckenbodenmuskeln. Deshalb gilt auch bei diesen Übungen: Über die »Bewegungsdosierung« entscheidet allein Ihr Wohlbefinden während und nach einer Übung. Vermeiden Sie deshalb bitte auch jetzt jeden falschen Ehrgeiz.

Das Wochenbett

»Uhrenübung«

**Vom zweiten
bis dritten
Tag an**

Am ersten und zweiten Tag nach der Geburt beginnen Sie mit der »Uhrenübung« (Seite 51) – zuerst in Rückenlage, etwa vom dritten Tag an in Seitlage. Dabei können Sie die Bauchmuskelspannung bewußt einbeziehen: Beim Ausatmen und der gleichzeitigen Bewegung von »sechs« nach »zwölf« ziehen Sie Ihre Schambeine wie mit einem Gummiband in Richtung Nabel. Stellen Sie sich jetzt zusätzlich vor, wie sich die Beckenknochen einander geringfügig annähern, wodurch eine »Querspannung« in den Bauchmuskeln entsteht. Wenn die nächste Einatemphase beginnt, lösen Sie die Spannung vollständig, damit Sie frei einatmen können. Danach machen Sie einige Atemzüge Pause! Wenn Sie während der Übung die Hände auf die Bauchdecke legen, können Sie besser spüren, was dabei geschieht.

● Wenn Ihnen das Anspannen der Muskeln noch schwerfällt,

**Zuerst in der
Vorstellung
üben**

können Sie die Übung zunächst einfach in der Vorstellung machen.

● Nach einem Kaiserschnitt sollten Sie die Bauchmuskelspannung sehr vorsichtig probieren und erst üben, wenn dies schmerzfrei möglich ist.

»Schließmuskelblüte«

Viele Frauen spüren ihren Beckenboden in den ersten Tagen kaum und können ihn noch nicht wieder bewußt kontrollieren. Eine etwaige Dammnaht braucht Ruhe zum Verheilen, das Dammgewebe heilt jedoch meist sehr rasch. Aus diesem Grund ist es sinnvoll, die »Schließmuskelblüten«-Übung (Seite 53) zunächst nur in der Vorstellung zu üben: beim Einatmen öffnend, beim Ausatmen schließend.

Die gedankliche Vorbereitung fördert die Kontraktionsbereitschaft und den Kontakt zu diesen stark beanspruchten Muskeln. Wann Sie dazu übergehen, die Übung aktiv zu machen, hängt von der Heilung der Dammnaht und – vor allem – von Ihrem Wohlbefinden ab: Sie sollten keinesfalls Schmerzen dabei haben, sondern die Übung eher als Wohltat empfinden. Andernfalls warten Sie lieber noch ein paar Tage.

»Bauch- und Rücken-muskelstärkung«

Nach dem zweiten oder dritten Tag können Sie sich wahrscheinlich wieder auf den Bauch legen. Dazu formen Sie aus dem Kopfkissen oder der

**Den Becken-boden wieder
spüren**

**Die Übungen
sollen Ihnen
wohltun**

Decke eine Rolle, die Sie so unter den Bauch legen, daß die Brust möglichst wenig gedrückt und der Rücken entlastet wird. **Fördert die Rückbildung** Diese Lagerung fördert die Rückbildung der Gebärmutter und das Ausfließen des Wochenflusses. (Ein Stau des Wochenflusses würde fiebrige Entzündungen hervorrufen.)

Bei dieser Ausgangsstellung können Sie sich Ihr Steißbein zum »Schwänzchen« verlängert vorstellen, das Sie beim Ausatmen nach vorne einziehen und beim Einatmen nach hinten herausstrecken können. Sie spannen dabei abwechselnd Ihre Bauch- und Rückenmuskeln an, wodurch eine kleine Bewegung im Becken entsteht.

»Vierfüßlerstand« und »Knie-Ellbogenlage«

Gut geeignet sind auch der »Vierfüßlerstand« (Seite 40), wahlweise die »Knie-Ellbogenlage« (Seite 39); in diesen Haltungen sind größere Beckenbewegungen in alle Richtungen möglich. Sie entlasten den **Entlastet den Rücken** Rücken und entstauen das Becken. Vergessen Sie dabei nicht, weiterzuatmen!

»Fußkreisen«

Wenn Sie im Bett liegen, lassen Sie Ihre Füße häufig kreisen und gleichzeitig Ihre Zehen Greifbewegungen machen. So fördern Sie den venösen Rückfluß und regen den Kreislauf **Regt den Kreislauf an** an. Mit diesen Bewegungen sollten Sie in den ersten Tagen nach der Geburt auch jedes Aufstehen aus dem Bett vorbereiten.

Übungen nach dem zehnten Tag bis zur achten Woche

In den ersten sechs bis acht Wochen nach der Geburt ist das Bewegungsbedürfnis sehr unterschiedlich. Manche Frauen brauchen noch viel körperliche Ruhe, manche können es kaum erwarten, wieder Sport zu treiben. Dementsprechend kann es keine für alle Frauen gleichermaßen verbindliche Anleitung geben. Sie sollten aber in jedem **Überfordern Sie sich jetzt nicht!** Fall bedenken, daß sich Bauch- und Beckenbodenmuskeln noch in der Stabilisierungsphase befinden und die Gebärmutter heilen und sich verkleinern muß.

Körperliche Überlastung verlangsamt die Regeneration – genügend Ruhe, aber auch wohltuende Bewegung, die Ihre Bedürfnisse berücksichtigt, beschleunigt sie.

● Mit Beginn der zweiten Woche nach der Geburt sind alle Übungen, mit Ausnahme der Beckendehnungen (Seite 54) und der Vorbereitung auf die drei Geburtsphasen (Seite 62), die Sie während der Schwangerschaft kennengelernt haben, auch als Wochenbettgymnastik geeignet. Wählen Sie Ihre Lieblingsübungen, steigern Sie den Krafteinsatz nach Bedarf und achten Sie weiterhin grundsätzlich darauf, den Atem bei den Übungen fließen zu lassen.

● Wenn Sie Ihr Kind stillen oder füttern, achten Sie bitte auf eine gute Haltung Ihres Rückens und auf die Entlastung von Schultern und Armen: Setzen Sie sich auf den Boden und lehnen Sie sich an einen großen Gymnastikball (dadurch wird die Brustwirbelsäule entlastet) oder legen Sie das Lagerungskissen (Seite 21) um sich herum, um Ihr Baby abzustützen.

Rückbildungs-gymnastik

Wenn Sie Ihre Wohnung gerne wieder verlassen, ist ein Kurs für Rückbildungsgymnastik sehr zu empfehlen. In einer Gruppe und mit Anleitung fällt es meist viel leichter, intensiv zu üben. Manche Gruppen bieten zusätzlich Erfahrungsaustausch oder Beratung für Mutter und Kind, was gerade in dieser Zeit oft sehr hilfreich ist.

Bei der Rückbildungsgymnastik kommt es vor allem an auf:

Wichtig für die Rück-bildung

● Entstauung und Vitalisierung des Beckenbereichs

● Stimulation und Kräftigung von Bauchdecke und Beckenboden

● Entlastung des Lendenbereichs

● Aufrichtung der Brustwirbelsäule und Entlastung der Schultern.

An die Mutter

Ein alter Spruch lautet: Neun Monate kommt ein Kind, neun Monate geht ein Kind....

Haben Sie Geduld mit sich – nach neun Monaten Schwangerschaft, der Erfahrung einer Geburt und bei der Aufgabe, Mutter eines neugeborenen Babys zu sein, brauchen Sie Zeit, sich in Ihrem Körper und in Ihrer Seele neu zurechtzufinden!

Haben Sie Geduld mit sich

An die Eltern

Sie haben einem Menschen das Eintreten in die Welt ermöglicht, sich nicht nur dem »Abenteuer Geburt«, sondern auch der Verantwortung der Elternschaft gestellt.

Ich wünsche Ihnen viel Kraft, viel Liebe und viel Freude dabei!

Zum Nachschlagen

Bücher, die weiterhelfen

Kitzinger, Sheila, *Schwangerschaft und Geburt;* Kösel Verlag
Kitzinger, Sheila, *Natürliche Geburt;* Kösel Verlag
Wilberg, Gerlinde, *Zeit für uns;* Fischer Verlag
Stadelmann, Inge, *Die Hebammensprechstunde;* Eigenverlag.
  Zu bestellen bei: Inge Stadelmann, An der Schmiede 1,
  87487 Ermengerst
Kelm-Kahl, Inge, *Hausgeburt – besser für Mutter und Kind;*
  rororo Taschenbuch
Weed, Susun, *Naturheilkunde für schwangere Frauen und Säuglinge;*
  Orlanda Frauenverlag
Lothrop, Hanni, *Das Stillbuch;* Kösel Verlag
Jones, Sandy, *Schreiende Babys – Schlaflose Nächte;* Ravensburger Ver-
  lag
Schmidt, Sigrid, *Bach-Blüten für Kinder;* Gräfe und Unzer Verlag
Stellmann, Dr. Hermann, *Kinderkrankheiten natürlich behandeln;*
  Gräfe und Unzer Verlag

Adressen, die weiterhelfen

Folgende Institutionen in Deutschland, Österreich und der Schweiz
  führen Geburtsvorbereitungskurse durch oder können Ihnen
  Auskunft darüber geben:
Mütterschulen / Familienbildungsstätten
Krankenhäuser mit geburtshilflicher Abteilung
Geburtshäuser und Geburtspraxen
Krankengymnastik-Praxen

Auskunft erteilt auch:
Gesellschaft für Geburtsvorbereitung e. V. (GfG), Postfach 220106,
  40608 Düsseldorf
Bund Deutscher Hebammen e.V. (BDH), Reinhold-Frank-Straße 18,
  76133 Karlsruhe
Bund freiberuflicher Hebammen Deutschlands e.V. (BfHD),
  Freiheitsstraße 11, 41352 Korschenbroich 1

Österreichischer Dachverband für Vorbereitung auf Geburt und
   Elternsein, Gilgegasse 15, A-1090 Wien
Österreichisches Hebammengremium, Rosensteingasse 82-1,
   A-1090 Wien
Hebammenzentrum, Lazarettgasse 6/Stiege 2, A-1090 Wien
Schweizer Hebammenverband, Zentralsekretariat, Flurstraße 26,
   CH-3000 Bern 22

Weitere wichtige Adressen:
Arbeitsgemeinschaft freier Stillgruppen Bundesverband e.V., Post-
   fach 1112, 76141 Karlsruhe
La Leche Liga Deutschland, Postfach 96, 81214 München
   (Stillberatung)
La Leche Liga – Stillgruppen Österreich, Postfach, A-6500 Landeck
Geschäftsstelle des Mütterzentrenbundesverbandes, Müggenkamp-
   straße 16, 20257 Hamburg
Verband alleinstehender Mütter und Väter (VaMV), Bundesver-
   band, Van-Groote-Platz 20, 53173 Bonn
Schweizerischer Verband alleinerziehender Mütter und Väter,
   Rheinparkstraße 5/11, CH-4127 Birsfelden

Bezugsquellen
Für Lagerungskissen:
Firma Corpomed, Vierlanderstraße 14, 21502 Geesthacht
Firma Sibela, Veilchenweg 10, 42579 Heiligenhaus
Firma Medesign, Partnachplatz 7, 81373 München

Für große Schwangerschafts-Gymnastikbälle und Noppenbälle:
Firma Kögl, Nelkenstraße 32a, 83046 Bruckmühl
Firma Tilia, Lindenstraße 11, 87484 Nesselwang

Sachregister

Wir danken den Firmen SPORT SCHECK, STRICKSACHEN
HEIDE LEONHARDT, RADSPIELER, alle München, für Leihgaben
beim Styling der Fotos.

Redaktion: Doris Schimmelpfennig-Funke
Lektorat: Christine Pfützner
Zeichnungen: Gerlind Bruhn
Fotos: Christof Stieger
Styling: Jeanette Heerwagen
Herstellung: Ina Hochbach
Layout und Umschlaggestaltung: Heinz Kraxenberger
Satz: Design-Typo-Print GmbH, Ismaning
Lithos: Artilitho, Trento
Gesamtherstellung: Appl, Wemding

ISBN 3-7742-1705-X

Auflage   5.   4.   3.   2.
Jahr   99 98 97 96 95